Anne Katrin Külz

Die Kraft liegt im Augenblick

Anne Katrin Külz

Die Kraft liegt im Augenblick

Mit Achtsamkeit Depressionen lindern

HERDER

FREIBURG · BASEL · WIEN

MIX
Papier aus verantwortungsvollen Quellen
FSC® C083411

www.herder.de

Umschlaggestaltung: Designbüro Gestaltungssaal
Umschlagmotiv: © IgorAleks – shutterstock

Satz: Daniel Förster, Belgern
Herstellung: CPI books GmbH, Leck

Printed in Germany

ISBN 978-3-451-61336-4

Inhalt

Einleitung

»Reichtum, Ansehen,
alles kann man verlieren.
Aber das Glück im eigenen Herzen
kann nur verschleiert werden.«

(Anne Frank)

An manchen Tagen fühlen wir uns voller sprudelnder Lebendigkeit, Leichtigkeit und Energie. Was uns wichtig ist, gelingt, und wir empfinden uns in Einklang mit der Welt. Andere Tage sind von Unruhe oder Kraftlosigkeit durchzogen – manchmal ohne dass wir wissen, warum. So sehr wir uns bemühen mögen, erscheint der Alltag voller Hürden und wir fühlen uns von Gefühlen oder Gedanken gefangen, die wir lieber nicht hätten. Manchmal können Niedergeschlagenheit und Lustlosigkeit über längere Zeit anhalten und ein Ausmaß annehmen, das über alltägliche Stimmungstiefs hinausgeht. Zusammen mit einigen anderen Merkmalen sprechen wir dann von einer depressiven Symptomatik.

Achtsamkeit als eine wohlwollende, vorurteilsfreie Beziehung zu unserem Erleben kann nicht nur unter günstigen Lebensumständen eine Bereicherung bedeuten. Insbesondere auch für Menschen, die unter Stimmungstiefs leiden oder einem Rückfall in depressives Erleben vorbeugen möchten, kann Achtsamkeit eine große Kraftquelle darstellen, je mehr sie Bestandteil des Alltags wird.

Das Buch möchte mit vielen konkreten Übungen dazu einladen, mit dem Prinzip der Achtsamkeit über unterschiedliche Zugangswege immer besser vertraut zu werden, ähnlich wie man einen Freund oder eine Freundin besser kennenlernt, je mehr man gemeinsam unternimmt.

Wie kam das Buch zustande?

Als ich vor zwölf Jahren mit meiner therapeutischen Arbeit begann, wollte ich Menschen mit Depression vor allem helfen, sich in möglichst kurzer Zeit wieder möglichst gut zu fühlen. Ich sammelte verschiedene Strategien, von denen ich mir erhoffte, dass sie Betroffene wieder zu Regisseuren ihres Lebens machen und zu einer aktiven, freudvollen Alltagsgestaltung beitragen konnten. Einige Ansätze erwiesen sich in dieser Hinsicht tatsächlich als hilfreich, und dennoch hatte ich gelegentlich den Eindruck, dass das Wesentliche davon nicht berührt wurde. Manchmal hingegen schien sich ein Prozess zu entfalten, der es mir leicht machte, Anteil an der Geschichte des jeweiligen Menschen zu nehmen. In solchen Situationen fanden wir gemeinsam Zugang zu seiner eigenen inneren Kraft, die im Grunde immer schon da war – auch wenn sie von den aktuellen Symptomen und äußeren Belastungen verdeckt sein mochte. Erst mit der Zeit wurde mir deutlich, dass dies durch die Haltung der Achtsamkeit geschah: Je mehr sich in den Therapiestunden eine Aufmerksamkeit entwickelte, die von Freundlichkeit, Gleichmut und Wohlwollen geprägt war, desto mehr Raum schien zu entstehen, auch die schwierigen Gedanken, Gefühle oder Körperwahrnehmungen auf die gleiche Weise zu betrachten und Heilungsprozesse zu entfalten.

Für mich war es dabei immer wieder eine beeindruckende Entdeckung, wie entscheidend für unser Wachstum und unser Wohlbefinden die *Beziehung* ist, die wir zu unseren eigenen inneren Erfahrungen aufbauen. Ein offener, freundlicher Blick auf alles, was im Augenblick geschieht, kann wie ein Sonnenstrahl wirken, der eine Blume zum Aufblühen bringt – selbst wenn das, was wir erleben, schwierig oder schmerzlich sein mag.

Diese Erfahrungen haben mich dazu bewogen, mich immer intensiver mit der Haltung der Achtsamkeit auseinanderzusetzen.

An wen richtet sich das Buch?

Vielleicht leiden Sie unter wiederkehrenden Stimmungstiefs, haben depressive Phasen hinter sich und möchten einem Rückfall vorbeugen, haben Angehörige, die von Depressionen betroffen sind, interessieren sich einfach für das Thema Achtsamkeit oder arbeiten selbst therapeutisch mit Menschen, die unter Depressionen leiden. Ganz gleich aus welchem Grund Sie sich dafür entschieden haben, das Buch zur Hand zu nehmen: Die geschilderten Ansätze eignen sich für Menschen mit Depressionserfahrung ebenso wie für Menschen, die bislang selbst keine depressiven Phasen erlebt haben.

Auch wenn Sie aktuell von einer Depression betroffen sind, können die beschriebenen Achtsamkeitsübungen als Ergänzung oder Bereicherung psychotherapeutischer und medikamentöser Behandlungsmöglichkeiten hilfreich sein. In diesem Fall möchte ich Sie jedoch bitten, sich zunächst therapeutische Unterstützung zu suchen, denn das Buch kann kein Ersatz für eine persönliche Betreuung durch eine Psychotherapeutin bzw. einen Psychotherapeuten oder eine Ärztin bzw. einen Arzt sein. Wenn Sie aktuell in Therapie sind, kann es zudem sinnvoll sein, mit der behandelnden Person über die Ansätze in diesem Buch zu sprechen, bevor Sie mit dem Üben beginnen.

Was erwartet mich in diesem Buch?

Das Buch ist als kleine Schatzkiste mit Anregungen gedacht, um sich auf Entdeckungsreise zu begeben und persönliche Wege für die Anwendung von Achtsamkeit im Alltag zu finden. In erster Linie stelle ich Achtsamkeitsübungen vor, die ich in meiner psychotherapeutischen Praxis als hilfreich empfunden habe. Zu Beginn werde ich die wesentlichen Merkmale der Depression, ihre unterschiedlichen Ursachen und Behandlungsmöglichkeiten kurz vorstellen; außerdem möchte ich anhand von Beispielen einen »Geschmack« von Achtsamkeit vermitteln. Im weiteren Verlauf lernen Sie Übungen für verschiedene Lebensbereiche kennen, die zur Aneignung und Vertiefung einer achtsamen Haltung im Alltag einladen. Unter den Anleitungen sind auch einige Übungen aus der achtsamkeitsbasierten kognitiven Therapie (»mindfulness based cognitive therapy«, »MBCT«) nach Mark Williams, Zindel Segal und John Teasdale – teils in leicht abgewandelter Form – zu finden. Vielleicht mag die Lektüre eine Anregung für manche sein, selbst einmal solch einen Kurs zu besuchen.

Außerdem stelle ich einige Übungsanregungen aus der Akzeptanz- und Commitmenttherapie vor, einem psychotherapeutischen Ansatz, bei dem achtsamkeitsbasierte Vorgehensweisen und die Ausrichtung auf persönliche Werte und Ziele eine wichtige Rolle spielen.

Dort, wo manche meiner Patienten mit ihrer eigenen Geschichte und ihren persönlichen Erlebnissen zur Sprache kommen, habe ich zum Zwecke der Anonymität einige Merkmale wie Geschlecht oder Beruf etwas verändert.

Wie gehe ich am besten mit dem Buch um?

Achtsamkeit ist trainierbar wie andere Dinge auch – unabhängig von Bildungsgrad, religiöser Orientierung oder kultureller Herkunft. Eine Haltung der Achtsamkeit einzuüben, braucht jedoch ebenso Zeit wie zu lernen, ein Auto zu steuern, Klavier zu spielen oder Salsa zu tanzen. Daher empfiehlt es sich, die Übungen in diesem Buch regelmäßig zu wiederholen. Geben Sie sich Zeit! Am Anfang ist das manchmal gar nicht so einfach, da man nicht weiß, wo es hingeht. Wie fühlt sich Achtsamkeit an? Ist sie so etwas wie Entspannung oder eine Art Trance? Oder wird sie eher wach machen, die Sinne schärfen?

Wenn es Ihnen so geht wie den meisten Menschen, wird Ihr Verstand vermutlich immer wieder Bewertungen für die beschriebenen Ansätze und praktischen Übungen parat haben. Bekanntlich sind Urteile eine gute Möglichkeit, um sich zu orientieren und eine hilfreiche Richtung im Leben einzuschlagen. Gleichzeitig engen wir uns nicht selten mit unseren Bewertungen frühzeitig ein. Es ist, als ob wir eine Schublade aufziehen, einen Sachverhalt hineinpacken, die Schublade schließen und keine weiteren Änderungen aufnehmen. Im Gegensatz dazu hat Jon Kabat-Zinn die Haltung, die beim Einüben von Achtsamkeit hilfreich ist, »Anfängergeist« genannt: eine offene, wache Einstellung, die es ermöglicht, immer wieder unvoreingenommen an eine Sache heranzugehen und sich von Widerständen nicht irritieren zu lassen. Vielleicht gelingt es Ihnen, mit dieser offenen Einstellung zu experimentieren und sich zunächst einige Wochen Zeit für die Ansätze in diesem Buch zu schenken, auch wenn Ihnen manche Dinge zunächst ungewohnt oder wenig brauchbar erscheinen mögen.

Vielleicht möchten Sie sich während des Lesens Stellen anstreichen, die für Sie selbst besonders wichtig sind, oder Notizen zu Erkenntnissen, Einwänden oder interessanten Punkten machen. Manche Menschen finden es auch hilfreich, ihre Einsichten und Überlegungen zu Achtsamkeit mit anderen Personen zu besprechen, sei es in der Familie, im Freundeskreis, in Selbsthilfegruppen oder im Rahmen ihrer Psychotherapie.

Danksagungen

Fast alle der vorgestellten Ansätze und Übungsanregungen sind in langer, oft jahrtausendealter Tradition entstanden. Besondere Dankbarkeit empfinde ich gegenüber Thich Nhat Hanh und den Mönchen und Nonnen aus Plum Village und dem Europäischen Institut für Angewandten Buddhismus (EIAB). Danken möchte ich auch Mark Williams, der mich nicht zuletzt durch seine Wertschätzung und Wärme in der Vermittlung von MBCT anhaltend für das Konzept begeistert hat. Außerdem bin ich etlichen Freunden und Kollegen für den bereichernden Austausch, die gemeinsame Achtsamkeitspraxis und die Anregungen zur Depressionsbehandlung dankbar, insbesondere Monika Wendl, Nina Rose und Elisabeth Schramm. Weiterhin danke ich Thomas Heidenreich für die inspirierenden Supervisionen der Achtsamkeitsgruppen und den Hinweis auf die Werke von Walt Whitman. Schließlich möchte ich Peter Raab für die Initiierung des Buchprojektes und die kompetente, angenehme Betreuung bei der Erstellung des Manuskripts danken. Meine größten Lehrmeister für das Leben im Augenblick waren und sind meine Kinder Jonathan, Marie, Amelie, Liam und Jaron und mein Mann Joscha, die mir immer wieder liebevoll und lebhaft den Zugang zum Wesentlichen schenken und für die ich tiefe Dankbarkeit empfinde. Ebenso danke ich von Herzen meinen Eltern, Geschwistern und Freunden, die durch ihre Anteilnahme, ihren frischen Blick auf das Achtsamkeitsthema und ihr Vertrauen in das Gelingen des Buches stets unterstützend waren. Mein größter Dank richtet sich schließlich an alle Patienten, die mich an ihren Erfahrungen haben teilnehmen lassen und ohne die dieses Buch nie entstanden wäre.

Ebenso danke ich von Herzen meinen Eltern Dorothee und Rainer. Sie haben mir Geborgenheit und Vertrauen in das Mysterium des Lebens geschenkt. Dank gilt auch meinen Geschwistern und Freunden, die durch ihre Anteilnahme, ihren frischen Blick auf das Achtsamkeitsthema und ihre Zuversicht in das Gelingen des Buchprojekts stets unterstützend waren.

KAPITEL 1

Die berühmte Dame in Schwarz

»Ich habe das Gefühl, dass mein Boot da unten in der Tiefe
gegen etwas gestoßen ist, gegen etwas Großes.
Und nichts geschieht!
Nichts ... Stille ... Wellen ...
– Nichts geschieht?
Oder ist alles geschehen,
und wir stehen jetzt, still, im neuen Leben?«

(Juan Ramón Jiménez)

Besuch von einem unerwünschten Gast

Zuerst dachte Mark, dass es nur Stress sei. Er wachte in den frühen Morgenstunden auf, grübelte mehrere Stunden am Tag über schwierige Situationen im Büro nach, aß nur noch aus Pflichtgefühl und konnte sich zunehmend schlechter konzentrieren. Allmählich befiel ihn jedoch auch ein Gefühl von Sinnlosigkeit und er empfand immer weniger Freude an seiner Lieblingsbeschäftigung, dem Basketballspielen. Hatte er früher gerne Telefonanrufe entgegengenommen, zuckte er nun bei jedem Klingeln des Telefons zusammen – die Vorstellung, dass jemand etwas von ihm wollte, jagte ihm unerklärliche Versagensängste ein. Als er sich zu erschöpft fühlte, um arbeiten gehen zu können, suchte er einen Psychotherapeuten auf.

Auch Sylvia hatte den Eindruck, nichts mehr richtig genießen zu können. Neben der Trennung von ihrem Partner hatte sie den

Umzug in eine andere Stadt zu bewältigen, wo sie sich zunächst unbehaglich und isoliert fühlte. Auch wenn sie wusste, dass Trennungen und Ortswechsel nichts Außergewöhnliches sind, schämte sie sich zunehmend für ihre Lebenssituation und musste sich immer wieder nach ihrer Schuld an den vergangenen Ereignissen fragen. Da sie von Tag zu Tag weniger Energie hatte, blieb sie schließlich die meiste Zeit im Bett liegen, wo es ihr noch am erträglichsten schien. Erst nach mehreren Monaten konnte sie sich eingestehen, dass sie an Depressionen litt, und professionelle Hilfe in Anspruch nehmen. Seitdem treten die depressiven Phasen in Abständen von wenigen Jahren immer wieder auf. Sylvia weiß inzwischen, wie sie mit den Symptomen am besten umgehen kann; dennoch fühlt sie sich immer wieder aus der Bahn geworfen.

Depressionen sind sehr häufige seelische Erkrankungen, an denen fast jeder fünfte Mensch im Lauf seines Lebens leidet. Fast sechs Millionen Menschen in Deutschland haben behandlungsbedürftige Symptome einer Depression, also mehr als das Dreifache der Einwohnerzahl einer Großstadt wie Hamburg. Frauen sind fast doppelt so häufig betroffen wie Männer. Dabei unterscheiden sich Depressionen grundlegend von Stimmungsschwankungen im Alltag, was für Außenstehende jedoch nicht immer leicht nachvollziehbar ist.

Betroffene erzählen oft, dass sie sich in depressivem Zustand wie in einer anderen Welt fühlen – alles, was das »normale« Leben ausmacht, wirkt unerreichbar fern. Das hängt unter anderem auch damit zusammen, dass sich Depressionen auf viele Bereiche auswirken: Denken, Fühlen, Verhalten und körperliche Empfindungen können gleichzeitig betroffen sein, was meistens eine große Belastung für den erkrankten Menschen darstellt. Wenn Sie selbst oder nahe Angehörige bereits Erfahrungen mit Depressionen gesammelt haben, ist Ihnen vielleicht am eindrücklichsten eine Veränderung des Gefühlslebens aufgefallen: Niedergeschlagenheit oder emotionale Leere machen sich breit, oder das ganze Befinden ist von Schwermut geprägt. Vergnügen und Interesse an früheren Alltagsfreuden bleiben aus, und manchmal gelingt es kaum, sich zu alltäglichen Handlungen wie Haarewaschen oder Einkaufen aufzuraffen. Vielen Betroffenen fällt es schwer, sich zu konzentrieren, sodass bereits Gespräche oder das Lesen der Zeitung als Herausforderung erlebt werden. Während einige unruhig in der Wohnung auf- und ablaufen, gelingt es anderen kaum, das Bett zu verlassen, so stark ist das Gefühl von Schwere und Kraftlosigkeit. Viele Menschen haben kaum mehr Appetit und verlieren Gewicht; seltener werden Depressionen auch von ungewöhnlich großem Hunger begleitet. Das sexuelle Lustempfinden ist oft verringert oder gar nicht mehr vorhanden. Häufig ist die Stimmung am Morgen auf dem Tiefpunkt und bessert sich im Laufe des Tages etwas. So können einige Betroffene abends eine etwas optimistischere Sicht auf die Dinge entwickeln, werden jedoch häufig in den frühen Morgenstunden wieder von Grübelattacken geplagt. Nur selten macht die Depression vor dem Denken Halt. So scheinen in depressiven Phasen fast immer auch ungünstige Denkmuster und Vorstellungen über die eigene Person und die Welt eine Rolle zu spielen. Manche laufen ganz automatisch auf unterschwelliger Ebene ab, andere drängen sich immer wieder als zweifelnde, anklagende und urteilende Selbstgespräche ins Bewusstsein. Typisch sind hierbei Gedanken wie: »Hätte ich nicht doch das Jobangebot annehmen/die Beziehung halten/den Kaufvertrag unterschreiben müssen?«, »Ich bin auf ganzer Linie gescheitert.«, »Ich bin eine Niete.«, »Es wird nie wieder besser werden…« Manchmal werden Minderwertigkeitsgefühle und Hoffnungslosigkeit so groß, dass Gedanken an den Tod auftauchen. Aus Scham, aus Angst, zur Last zu fallen, oder aus Resignation wenden sich viele Betroffene mit ihrer inneren Not nicht an Angehörige. Hier ist es jedoch hilfreich, als Außenstehender genaue Fragen zu stellen, um die Situation des Betroffenen einschätzen zu können und ggf. zu professioneller Hilfe zu ermutigen.

Der Psychoanalytiker Carl Gustav Jung sprach von der Depression als einer »Dame in Schwarz«, die man lieber als Gast zu Tisch laden und anhören solle, als sie vertreiben zu wollen.

Wer verschiedene Menschen mit Depression kennt, weiß, dass die »Dame in Schwarz« ganz unterschiedlich auftreten kann. Manchmal schleicht sie sich leise ins Zimmer und scheint das Licht zu dämpfen, manchmal nimmt sie resolut Platz, nimmt mit schriller Stimme alle Aufmerksamkeit in Anspruch und nichts bleibt mehr wie es war.

Wichtig erscheint mir an dem Bild, dass sich in Phasen der Niedergeschlagenheit womöglich auch eine Chance verbirgt. Das mag vielleicht zunächst schwer vorstellbar sein: Depressionen scheinen oft jede Freude am Leben zu ersticken, lassen das ganze Dasein sinnlos erscheinen, rauben jede Hoffnung auf Besserung und verbreiten nicht selten ein starkes Gefühl von Lähmung, Erschöpfung oder unerträglicher Anspannung.

Dennoch können Depressionen immer auch Veränderungen anstoßen: anregen, innezuhalten, sich aus belastenden Kreisläufen herauszuziehen, im Leben neu auszurichten, eigene Denk- und Verhaltensmuster zu erkennen und sich auf die Suche nach denjenigen Dingen zu begeben, die über die aktuelle Verzweiflung hinausragen und dem Leben Sinn verschaffen können.

Noch etwas anderes macht das Bild von der »Dame in Schwarz« wertvoll: Der depressive Mensch ist der Gastgeber, doch er ist nicht die Depression. Immer ist da ein Abstand zwischen demjenigen, der unter dem Quälgeist »Depression« leidet, und der Depression selbst; die beiden sind zwei verschiedene Einheiten.

Depressionen mögen eine große Belastung und Zumutung im wahrsten Wortsinn sein – sie bleiben unser Gegenüber und wir können Wege des Umgangs mit ihnen finden.

Die Gesichter der Depression

Wann aber spricht man von Depressionen und wann sollten wir eher von einem vorübergehenden Stimmungstief oder kurzzeitiger Erschöpfung ausgehen?

Die Kriterien für eine depressive Episode sind nach der Internationalen Klassifikation psychischer Störungen (ICD-10) dann erfüllt, wenn sich seit *mindestens zwei Wochen* mindestens zwei Hauptsymptome (Niedergeschlagenheit, Interessenverlust und Antriebslosigkeit) und mindestens zwei zusätzliche Symptome wie z. B. Konzentrationsschwierigkeiten und Gefühle von Wertlosigkeit in den Alltag eingeschlichen haben. Treten mindestens zwei Hauptsymptome und vier zusätzliche Symptome gleichzeitig auf, spricht man von einer mittelschweren depressiven Episode. Wenn alle drei Hauptsymptome und mindestens fünf zusätzliche Symptome erfüllt sind, gilt die Depression als schwer. Bei einer leichten Depression können in der Regel noch alle Lebensbereiche (z. B. Arbeit, soziale Kontakte, Freizeit) bewältigt werden. Bei einer mittelgradigen Depression ist die Funktionsfähigkeit in zumindest einem Lebensbereich (z. B. Arbeit) beeinträchtigt. Bei einer schweren Depression erfährt der Betroffene in nahezu allen Lebensbereichen Einschränkungen seiner Funktionsfähigkeit.

Treten depressive Phasen immer wieder auf, spricht man von einer sogenannten rezidivierenden depressiven Störung. Der Abstand zwischen den Phasen ist ganz unterschiedlich; im Schnitt liegen fünf Jahre zwischen zwei depressiven Episoden. Daneben gibt es eine anhaltende, etwas mildere depressive Verstimmung, Dysthymie genannt, die mindestens zwei Jahre besteht und nicht die Schwerekriterien einer depressiven Episode erfüllt. Tritt während einer Dysthymie gleichzeitig eine Depression auf, spricht man von einer »Double Depression«. Außerdem gibt es Depressionen, die mit Phasen ungewöhnlich gehobener Stimmung abwechseln, sogenannte bipolare Störungen. Manchmal entstehen leichtere Formen einer depressiven Verstimmung, die nicht alle Schwerekriterien für eine Depression erfüllen, nach einem einschneidenden Ereignis oder in Zusammenhang mit längeren Belastungen. Das können ganz unterschiedliche Ursachen wie z. B. der Tod eines Angehörigen oder ein Unfall, Arbeitslosigkeit, Belastungen am Arbeitsplatz oder Eheprobleme sein. Man spricht dann von einer Anpassungsstörung.

Was macht uns so anfällig für Depressionen?

Warum kann es uns so leicht passieren, von der »Dame in Schwarz« besucht zu werden, selbst dann, wenn wir im Grunde über alles zu verfügen scheinen, was wir im Leben brauchen, und keine schweren Verluste betrauern oder drohende Gefahren bewältigen müssen?

Hier gibt es zum einen eine erblich bedingte Anfälligkeit, unter ungünstigen Umständen eher an einer Depression zu erkranken. So hat man beispielsweise festgestellt, dass Verwandte von Menschen mit Depression ein höheres Risiko tragen, selbst eine depressive Episode zu erleben. Mithilfe genetischer Studien wurden einige Gene entdeckt, die mit einem erhöhten Depressionsrisiko in Zusammenhang stehen könnten.

Zum anderen können auch belastende Kindheitserfahrungen eine große Rolle spielen, ebenso wie Stress und schwierige Lebensbedingungen über einen längeren Zeitraum dazu beitragen können, Symptome einer Depression zu entwickeln. Bei vielen Betroffenen lässt sich ein Auslöser erkennen; manche Depressionen entwickeln sich jedoch auch, ohne dass ein bestimmtes Ereignis vorausgeht. Man nimmt an, dass keine einzelne Ursache zu einer Depression führt, sondern immer verschiedene Faktoren, die miteinander in Wechselwirkung stehen.

Depressionen und frühe Prägungen

Betrachtet man die Klippen, die es im Laufe des Lebens zu umschiffen gilt, scheint es eher erstaunlich, dass wir oftmals ohne depressive Phasen durch den Alltag kommen. James Mc Cullough, Psychologieprofessor an der Universität in Virginia, hat in seiner langjährigen Arbeit mit depressiven Menschen bestimmte Entwicklungsbereiche gefunden, in denen Menschen mit chronischer Depression häufig schwierige Erfahrungen gemacht haben. Unsere Erfahrungen führen zu ganz individuellen – häufig auch nicht bewussten – Einstellungen und Erwartungen gegenüber anderen Menschen, sogenannten Prägungen.

So hatte z. B. Peters Mutter ihrem Sohn häufig Vorwürfe gemacht oder ihn durch ihr Gekränktsein unter Druck gesetzt, wenn er wütend wurde oder etwas Widerspenstiges sagte. Seine Vorstellung, die er durch die Beziehung zu seiner Mutter entwickelte, war: »Wenn ich mich nicht anpasse, zerstöre ich alles.« Auch wenn er sich im Rückblick über das Verhalten der Mutter ärgert, fürchtet Peter auch heute noch häufig, seine Partnerin zu enttäuschen, und versteckt sich hinter Gefälligkeitsfloskeln. Dadurch fühlt er sich unbehaglich; oft hat er ein unbestimmtes Gefühl, dass das eigentliche Leben an ihm vorbeizieht und er leer ausgeht.

Sandra wurde durch ihren Onkel über mehrere Jahre sexuell missbraucht. Dieser war gleichzeitig eine wichtige Person gewesen, bei der sie sich zunächst geborgen gefühlt hatte – der Vater hatte die Familie früh verlassen und sie hatte ihn nie kennengelernt. Durch die Erfahrung mit dem Onkel hatte sie den Eindruck gewonnen: »Nähe ist etwas Gefährliches! Ich darf andere Menschen nicht an mich herankommen lassen.« Daher entwickelte sie immer ausgefeiltere Strategien, um andere auf Abstand zu halten. Gleichzeitig fühlte sie sich innerlich einsam.

In der folgenden Tabelle sind die vier zentralen Entwicklungsbereiche und Beispiele für schwierige Prägungen sowie daraus möglicherweise entstehende Verhaltensprobleme im Erwachsenenalter dargestellt.

Um ein Bild von den eigenen Erwartungen gegenüber anderen Menschen und der Welt zu gewinnen, lohnt es sich, die Prägungen durch mehrere zentrale Bezugspersonen zu betrachten, die unseren Lebensweg mitgestaltet haben.

Problembereich	Beispiel für Erfahrung und mögliche Prägung	Mögliches Verhaltensproblem
Zwischenmenschliche Nähe	Mutter hat von einem Tag auf den anderen Lukas und seine Familie verlassen. **»Ich bin es nicht wert, dass man bei mir bleibt.«**	Distanzierung von anderen aus Angst vor Enttäuschung, sobald Sympathie und der Wunsch nach Bindung entstehen.
Emotionale Bedürfnisse	Luise musste sich um alkoholkranke Mutter und jüngere Geschwister kümmern. **»Meine Bedürfnisse zählen nicht.«**	Aufopferung für andere, eigene Wünsche bleiben auf der Strecke; Luise kann nur schwer Unterstützung annehmen.
Negative Gefühle ausdrücken	Vater verlangte Bewunderung von Frank und reagierte auf Kritik mit tagelangem Schweigen. **»Nur wenn ich mich unterordne, werde ich gemocht.«**	Unwohlsein in Gegenwart anderer, ständiges Bemühen, um zu gefallen.
Fehler machen	Leistung hatte einen hohen Stellenwert und Eltern stellten Bernd häufig als Versager dar, weil er ihren hohen Erwartungen in der Schule nicht entsprach. **»Ich werde immer scheitern.«**	Vermeidung von neuen Anforderungen und Rückzug, sobald es um Leistungen geht

Den genannten Prägungen ist eines gemeinsam: Sie führen zu zwischenmenschlichen Verhaltensweisen, welche Nähe, Geborgenheit und die Befriedigung eigener Bedürfnisse verhindern. Solche Teufelskreise können sehr stabil sein. So lösen zwischenmenschliche Schwierigkeiten auf Dauer Hilflosigkeit und Resignation aus, die zu Niedergeschlagenheit und verstärktem Rückzug von anderen Menschen führen. Dadurch gelingt es noch weniger, positive Erfahrungen mit anderen Menschen zu machen und eigene Ziele zu erreichen.

Wir alle tragen unsichtbare positive und negative Stempel mit uns herum, die unsere Einstellungen zu anderen Menschen prägen. Oftmals ist es gar nicht so einfach, die eigenen »Stempel« zu bestimmen, da das schon einen inneren Abstand voraussetzt. Vielleicht möchten Sie einmal überlegen, welche Erfahrungen Sie in den vier genannten Bereichen gemacht haben. Wo können Sie auf nährende, befriedigende Erfahrungen zurückblicken? Wo mussten Sie unter Umständen etwas entbehren oder wurden mit Schwierigkeiten konfrontiert?

Dass uns schwierige Erfahrungen nicht einfach kalt lassen, hat jedoch noch einen anderen Grund. Unsere Gehirne sind nicht optimal zum Glücklichsein ausgestattet. So funktioniert das Zusammenspiel zwischen unserem Verstand und dem für Emotionen zuständigen limbischen System nur mäßig. Beispielsweise werden unsere Gedanken häufig von unseren Emotionen eingefärbt oder in ganz andere Richtungen gespült, ohne dass wir es merken. Umgekehrt kann unser Verstand eine Lawine negativer Emotionen wie Angst und Verzweiflung auslösen, weil er sich in schwierigen Sachverhalten festhakt oder Probleme vorwegnimmt, die in Wirklichkeit nie eintreten werden.

Hinzu kommt, dass uns die Evolution mit einer höheren Empfänglichkeit gegenüber negativen Reizen ausgestattet hat als gegenüber positiven. Der Neuropsychologe Rick Hanson hat sehr plausibel aufgezeigt, dass sich unser Verstand viel stärker auf negative Aspekte in unserem Inneren und unserer Außenwelt konzentriert als auf positive. Für Vorzeitmenschen, die ständig gefährdet waren, durch rasch wechselnde Lebensumstände wie Nahrungsknappheit oder äußere Angreifer bedroht zu werden, schien dieser Mechanismus sinnvoll: es war existentiell notwendig, ständig gegen äußere Gefahren gewappnet zu sein. Doch auch wenn wir heute gefahrloser den Sonnenuntergang genießen könnten, anstatt auf das Rascheln im Gras zu hören, ist diese übermäßige Wachsamkeit für mögliche Bedrohungen noch fest in uns verankert. Daher erinnern wir uns möglicherweise beim Gedanken an eine Vortragssituation eher an das kritische Stirnrunzeln der Frau in der zweiten Reihe als an den vor uns sitzenden Mann, der uns anerkennend zugelächelt hat.

Weil unser Wohlbefinden sehr stark von den Entwicklungsbedingungen unseres Umfeldes abhängt und unser Gehirn recht »störungsanfällig« konstruiert ist, betonen Forscher wie Paul Gilbert, Professor für Klinische Psychologie in Derby, immer wieder, dass wir uns viele Dinge, die in unserem Gehirn vor sich gehen, nicht ausgesucht haben. Folglich müssen wir auch keine Schuldgefühle haben oder uns Selbstvorwürfe machen, wenn wir nicht so fühlen und denken, wie wir das gerne täten. Das gilt insbesondere auch für psychische Erkrankungen wie Depressionen.

KAPITEL 2

Wege aus der Depression

Dass wir als Menschen anfällig für Stimmungstiefs sind, bedeutet jedoch nicht, dass wir Depressionen nicht beeinflussen können.

Hat sich die Depression erst einmal eingenistet, fühlen sich viele Betroffene jedoch regelrecht in einen Strudel hineingerissen, wie die folgende Abbildung zeigt: Zunächst führen Niedergeschlagenheit und Energielosigkeit dazu, dass man sich eher zurückzieht, weniger unternimmt und möglicherweise einfach viel zu Hause sitzt und über seine Situation nachgrübelt. Dadurch ereignen sich aber kaum Dinge, die wieder Auftrieb geben können: der Austausch mit anderen Menschen bleibt auf der Strecke, man verzeichnet kaum noch Erfolgserlebnisse, es gibt wenig Abwechslung. In der Folge wird die Stimmung nochmals schlechter, man zieht sich immer stärker in ein innerliches Schneckenhaus zurück und die Entfernung zum »normalen« Leben wird immer größer. Oft scheint es zu diesem Zeitpunkt undenkbar, wieder aktiv zu werden und Dinge in Angriff zu nehmen. Und doch ist genau dieser Schritt so wesentlich, um wieder aus der Depressionsspirale hinauszugelangen. Dabei können es zunächst ganz kleine Aktivitäten wie z. B. ein Spaziergang sein, die den Weg nach »oben« wieder möglich machen. Wichtig ist, den Erfolg nicht am Gefühl festzumachen. So kann es oftmals eine ganze Weile dauern, bis sich das Gefühl der Freude wieder einstellt, und häufig braucht es Unterstützung von außen.

Entstehungsprozess einer Depression

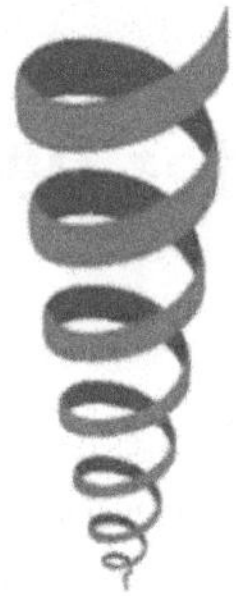

1. Niedergeschlagenheit
2. weniger Aktivität
3. kaum noch schöne Erlebnisse
4. immer geringeres Selbstvertrauen
5. zunehmendes Grübeln
6. immer depressivere Stimmung
7. weiterer Rückzug

Welche Behandlung ist sinnvoll?

Falls Sie selbst unter ausgeprägten Symptomen einer Depression leiden und bislang noch keine professionelle Unterstützung in Anspruch genommen haben, möchte ich Ihnen empfehlen, zunächst eine/n Psychologen/Psychologin oder Arzt/Ärztin aufzusuchen. Da Depressionen in selteneren Fällen auch durch körperliche Erkrankungen (z. B. Schilddrüsenerkrankungen) oder Medikamente verursacht werden können, ist es auch wichtig, zunächst diese Ursachen auszuschließen. Bestätigt sich die Diagnose einer Depression, stellt die fachkundige Behandlung mit den erwiesenermaßen wirksamen Therapiemethoden einen sehr wichtigen Schritt dar. So werden etwa drei Viertel aller Menschen mit Depression durch eine geeignete Therapie innerhalb eines halben Jahres wieder vollständig gesund.

Am besten untersucht für die Behandlung von Depressionen ist die kognitive Verhaltenstherapie. Dabei geht es darum, depressionsfördernde Denk- und Verhaltensmuster zu erkennen und durch hilfreichere Denk- und Verhaltensweisen zu ersetzen. Auch die Interpersonelle Psychotherapie (IPT) ist ein Verfahren, dessen Wirksamkeit durch verschiedene Studien gut belegt ist. Die Behandlung konzentriert sich hierbei auf mögliche Problembereiche wie etwa Rollenveränderungen durch Mutterschaft oder

Rente oder auf Partnerschaftskonflikte, die mit der depressiven Phase in Zusammenhang stehen. Mit dem bereits oben genannten, auch als CBASP (»Cognitive Behavioral Analysis System of Psychotherapy«) bezeichneten Ansatz von McCullough sind vor allem chronische, d. h. seit mehreren Jahren bestehende Depressionen gut behandelbar. Ebenfalls von der gesetzlichen Krankenkasse finanziert werden psychoanalytisch begründete Verfahren, die darauf abzielen, der Depression zugrunde liegende Konflikte aufzudecken und zu bearbeiten.

Insbesondere bei schwereren Symptomen einer Depression lassen sich durch eine zusätzliche Behandlung mit Medikamenten, sogenannten Antidepressiva, höhere Therapieerfolge erreichen. Diese wirken auf bestimmte Botenstoffe im Gehirn, meist Serotonin und Noradrenalin, die dafür zuständig sind, Nachrichten zwischen Nervenzellen zu übertragen. Man geht davon aus, dass bei Depressionen das Zusammenspiel dieser und vermutlich auch weiterer Überträgerstoffe gestört ist. Antidepressiva können hier helfen, das ursprüngliche Gleichgewicht wieder herzustellen, und zeigen oftmals schon nach zwei bis drei Wochen eine erste Wirkung. Ergänzend können weitere Ansätze wie etwa körperliches Training, Lichttherapie oder Schlafentzugstherapie unterstützend wirken; auch Selbsthilfegruppen werden als entlastend erlebt.

Gleichzeitig erleidet etwa die Hälfte der Betroffenen innerhalb von fünf Jahren einen Rückfall, sodass es wichtig ist, auch nach der ersten Besserung für zumindest einige Monate therapeutische Unterstützung einzuholen und ggf. Medikamente weiterhin einzunehmen. In der Psychotherapie kann es an dieser Stelle beispielsweise darum gehen, die Belastbarkeit im Alltag wieder stückweise zu erhöhen und sich mit verschiedenen Strategien gegen erste Rückfallsymptome zu wappnen.

Wie kann Achtsamkeit dabei helfen?

Achtsamkeit kann in allen Phasen der Erkrankung und Behandlung eine wertvolle Unterstützung sein: Sollten Sie bereits depressive Phasen durchlebt haben, kann Achtsamkeitstraining erwiesenermaßen vor neuen Rückfällen schützen. Wenn Sie aktuell von Depressionen betroffen sind, können Achtsamkeitsübungen darin unterstützen, die Aufmerksamkeit zu weiten, eine hilfreiche Einstellung gegenüber Gedanken und Gefühlen zu entwickeln und dadurch weniger Belastung durch depressive Symptome zu erfahren. Oftmals werden Menschen in depressiven Phasen von einer ganzen Mannschaft aus selbst-sabotierenden Gedanken belagert. Diese Gedanken mit Hilfe der Achtsamkeit zu entdecken und aus einer sicheren Perspektive zu betrachten, kann ein erster wichtiger Schritt sein, um innere Freiheit zu entwickeln.

Je schwerer die Symptome einer Depression sind, desto sinnvoller kann es jedoch möglicherweise sein, einzelne Übungen zurückzustellen, bis Sie sich durch andere Behandlungsformen stabiler fühlen. Meiner Erfahrung nach bieten sich bei stärkerer Belastung vorwiegend kürzere Übungen an, die etwas geringere Anforderungen an das Konzentrationsvermögen stellen, sowie Übungen, bei denen die Aufmerksamkeit eher auf äußere Sinnesreize oder den Körper gelenkt wird (s. z. B. Kapitel 4 und 5). Sicher lässt sich das so pauschal jedoch nicht sagen, und ich möchte Sie ermutigen, auf Ihr eigenes Gefühl zu achten.

Gelegentlich äußern Teilnehmer von Achtsamkeitsgruppen anfänglich Bedenken, sie könnten sich vielleicht nicht auf die Übungen einlassen, da sie zur Behandlung ihrer Depression regelmäßig Medikamente einnehmen müssen. Bei stimmungsaufhellenden Psychopharmaka ist die Teilnahme an Achtsamkeitsübungen aber in aller Regel gut möglich. Es gibt nur wenige Medikamente, wie z. B. Benzodiazepine, die in höheren Dosen Aufmerksamkeit und Konzentration deutlich beeinflussen.

Vielleicht haben Sie auch eine Psychotherapie und ggf. Medikamente als hilfreich erlebt, leiden aber dennoch unter hartnäckigen »Überbleibseln« der Depression. Auch in diesem Fall kann Achtsamkeit Erleichterung verschaffen und eine neue innere Ausrichtung ermöglichen. Insbesondere kann eine achtsame Haltung nach dem Abklingen einer Depression einen freundlichen

Umgang mit sich selbst fördern, positive Erfahrungen bewusster spürbar machen und durch eine veränderte Beziehung zu Gedanken und Gefühlen Rückfällen vorbeugen helfen.

Zusammenfassend lässt sich sagen, dass Achtsamkeit nicht als Ersatz für eine Psychotherapie oder medikamentöse Behandlung gesehen werden sollte, eine solche aber sehr gut unterstützen oder ergänzen kann.

MBCT – ein systematischer Kurs in Achtsamkeit

Eine Möglichkeit, Achtsamkeit systematisch einzuüben, ist die Teilnahme an einem MBCT-Kurs. MBCT (»mindfulness based cognitive therapy«) bedeutet übersetzt »achtsamkeitsbasierte kognitive Therapie« und stellt eine Kombination aus Achtsamkeitsübungen und verhaltenstherapeutischen Elementen dar. Der Kurs umfasst acht Sitzungen von 2 bis 2,5 Stunden, die jeweils einmal pro Woche stattfinden. MBCT wurde speziell für Menschen entwickelt, die bereits eine depressive Phase erlebt haben und sich vor einem Wiederauftreten der Erkrankung schützen möchten.

Die Wissenschaftler Zindel V. Segal, Mark Williams und John Teasdale hatten sich zum Ziel gesetzt, eine Therapieform für genau diese Gruppe von Betroffenen zu finden. Da die bekannten verhaltenstherapeutischen Strategien bereits das Risiko für einen Rückfall senken können, war es den Forschern wichtig, diese bewährten Ansätze mit einzubeziehen: Sie machten sich auf die Suche nach hilfreichen Ergänzungen zu den bekannten Behandlungsmöglichkeiten, die Menschen nach durchlebter Depression noch auf eine andere Art und Weise unterstützen könnten. Als die drei Wissenschaftler begannen, sich mit Achtsamkeitsbasierter Stressreduktion (MBSR, »mindfulness based stress reduction«), einem von Jon Kabat-Zinn entwickelten Gruppenkurs zu befassen, wurde ihnen bald deutlich, wie hilfreich vieles davon für Menschen mit Depressionserfahrungen sein konnte. Ein wichtiger Punkt war die Beziehung zu Gedanken: Kabat-Zinn lehrte die Menschen, dass Gedanken zunächst einmal nur Ereignisse im Kopf sind – und nicht etwa die Realität.

Wissenschaftliche Untersuchungen hatten gezeigt, dass die für Depressionen so typischen Gedanken, wie beispielsweise die Vorstellung, nicht liebenswert zu sein, nach Abklingen der Depression zwar im Kopf der Betroffenen nicht mehr unheilvoll ihr Regiment führen. Dennoch können sie bei leichten Stimmungsveränderungen, die etwa durch kleine Enttäuschungen oder belastende Ereignisse ausgelöst werden, ganz schnell wieder die Oberhand gewinnen. Dadurch kann ein Gefühl auftreten, als würde man unter Wasser gezogen werden – es kommt nicht einmal mehr zum Kampf gegen die trüben Gedanken, sondern sie werden als traurige Wirklichkeit wahrgenommen, und die Depression gewinnt wieder Raum. »Ich bin wertlos.«, »Etwas ist falsch an mir.«, »Ich verdiene es nicht, glücklich zu sein.« – Die Reihe der gedanklichen Selbstsaboteure ließe sich noch lange fortsetzen.

Bislang hatte die Verhaltenstherapie versucht, Betroffene gegen den destruktiven Gedankenspuk zu wappnen, indem sie empfahl, die depressionsförderlichen Überzeugungen zu hinterfragen. Beispielsweise ermutigte sie dazu, Gegenargumente für die Vorstellung zu finden, ein unliebenswürdiger Mensch zu sein. Das kann manchmal ein hilfreicher Trick sein, um die selbstzerstörerischen Gedanken zu entmachten. Allerdings erscheint es gelegentlich so, als behaupteten die Gedanken durch die intensive Auseinandersetzung umso hartnäckiger ihre Stellung und fühlten sich in ihrer Wichtigkeit geschmeichelt: sie lassen sich nicht durch Gegenargumente verjagen. Um den Menschen nach durchlebter Depression eine größere Freiheit und innere Unabhängigkeit von destruktiven Gedanken zu ermöglichen und das Abgleiten in einen Rückfall zu verhindern, machten sich die drei Wissenschaftler daher die Erkenntnis von Jon Kabat-Zinn zunutze: Gedanken sind nichts als Ereignisse im Kopf, die kommen und gehen. Ich kann sie mir anschauen, so wie ich vorbeiziehende Vögel wahrnehme, ohne sie verändern oder verjagen zu müssen. Gelingt es, eine Beobachterperspektive einzunehmen, entsteht ein Freiraum im Kopf, der es mir leichter macht, nicht in gewohnter Weise auf meine Gedanken reagieren zu müssen.

Viktor Frankl, ein bekannter Wiener Psychiater und Neurologe, der das Konzentrationslager überlebt und tiefe Erkenntnisse darüber gewonnen hat, was Menschen in fatalen Umständen am Leben hält, hat einmal gesagt: »Zwischen Reiz und Reaktion liegt ein Raum. In diesem Raum liegt unsere Macht, unsere Reaktion zu wählen. In unserer Reaktion liegen Wachstum und innere Freiheit.« Achtsamkeit kann dazu verhelfen, automatische Reiz-Reaktions-Muster zu entkoppeln, innezuhalten und den Weg zu wählen, der zu Gesundheit und innerer Stärke führt, statt uns wieder der Depression auszuliefern. Das beginnt schon damit, so die Überlegungen der MBCT-Gründer, dass ich eine genauere Wahrnehmung für das eigene Erleben entwickle und frühzeitig reagieren kann, wenn meine Gedanken und Gefühle wieder eine depressive Färbung annehmen. Die achtsame Wahrnehmung von Ereignissen in unseren Köpfen braucht jedoch einiges Training. Hier können gerade am Anfang zunächst Übungen hilfreich sein, die eine achtsame Haltung gegenüber äußeren Eindrücken oder Körperempfindungen vermitteln. Ein weiterer Vorteil dieser Übungen ist, dass die achtsame Konzentration auf bestimmte Dinge wie etwa den Atem die Aufmerksamkeit weg von Grübelspiralen und trüben Vorstellungen und hinein in den lebendigen Augenblick befördert.

Der MBCT-Kurs ist so aufgebaut, dass sich die Teilnehmer zunächst anhand einer praktischen Übung (achtsames Essen einer Rosine) mit dem Prinzip der Achtsamkeit vertraut machen. Es folgt eine längere Übung, der Bodyscan, bei der man nacheinander mit der Aufmerksamkeit durch verschiedene Teile seines Körpers reist, und dabei die freundliche, nicht wertende Haltung der Achtsamkeit erprobt. Im weiteren Verlauf folgen Atemmeditationen, Übungen zum achtsamen Sehen oder Hören sowie Yoga und Sitzmeditationseinheiten. Eine wichtige Übung bezieht sich auf den Atemraum, den man sich als eine Art Zäsur im Alltag vorstellen kann: ein Moment der Besinnung, in dem ich wahrnehme, wie es mir gerade geht und darauf achten kann, was mir guttun könnte. Außerdem sammeln die Teilnehmer Erkenntnisse darüber, wie sich unterschiedliche Bewertungen von Situationen auf Gefühle und Verhalten auswirken können, erfahren etwas über die Stimmungsabhängigkeit von Gedanken und Überzeugungen und lernen selbstfürsorgliches Verhalten zur Rückfallvorsorge gegen neue Stimmungstiefs. Zwischen den Sitzungen findet eigenständiges Üben der Achtsamkeitselemente statt.

Ein MBCT-Kurs kann eine sehr gute Möglichkeit für Menschen mit Depressionserfahrung sein, das Wohlbefinden zu stärken und nicht wieder in depressive Phasen abzurutschen. Im Anhang sind Internetadressen angegeben, unter denen MBCT-Lehrer für die eigene Region zu finden sind. Außerdem finden sich Bücher im Literaturverzeichnis, die eng an das MBCT-Konzept angelehnt sind.

Nicht immer und nicht überall besteht jedoch die Gelegenheit, solch einen Kurs zu besuchen. Manche Menschen möchten vielleicht auch zunächst das Prinzip der Achtsamkeit etwas kennenlernen, bevor sie sich für ein achtwöchiges Trainingsprogramm entscheiden. Andere können sich die Teilnahme an einer Gruppe aus verschiedenen Gründen nicht vorstellen. In diesen Fällen kann es hilfreich sein, sich mithilfe von Büchern – wie zum Beispiel mit diesem hier – zunächst einmal mit dem Thema Achtsamkeit vertraut zu machen.

KAPITEL 3

Der Schatz der Achtsamkeit

Susanne schüttete hastig Milch in den Kaffee und legte sich ein paar ihrer Lieblingskekse auf den Teller. Eigentlich hatte sie gemütlich in den Tag starten wollen, aber das Aufstehen fiel ihr mal wieder schwer. Ärgerlich, so früh war das doch gar nicht, sieben Uhr. Warum konnte sie sich nicht rechtzeitig einen Ruck geben, so wie andere auch? Der bevorstehende Arbeitstag lastete bleischwer auf ihr. Susanne fühlte sich der neunten Klasse nicht gewachsen, die sie gleich unterrichten sollte. Sie hatte den Eindruck, einige Schüler ließen keine Gelegenheit aus, sie zu demütigen. Während sie daran dachte, hatte sie die schwierigen Unterrichtssituationen wieder lebhaft vor Augen. Ihr wurde ein wenig übel. Und dann noch der Einkauf! Mal wieder hatte sie es nicht geschafft, am Tag zuvor die nötigen Zutaten für das Mittagessen zu besorgen. Ihre Tochter würde verärgert sein, wenn sie zu spät nach Hause kam. Sie war einfach keine zuverlässige Mutter… – Doch wo waren die Kekse geblieben? Konnte es wirklich sein, dass sie bereits alle aufgegessen hatte?

Die tägliche Entführung

Auch wenn wir meistens immerhin wissen, was wir essen, wird unsere Aufmerksamkeit häufig von Gedanken, inneren Bildern oder Plänen »gekidnappt«. Wir sind dann zwar äußerlich noch da, nehmen aber wenig von dem wahr, was wir tun. Jon Kabat-Zinn hat für diese Seinsweise einmal den Begriff des »Autopiloten-Modus« eingeführt: Wir reagieren mechanisch und gewohnheitsmäßig, während sich unser Verstand gleichzeitig mit ganz anderen Dingen beschäftigt. Dies ist zunächst einmal ein harmloses Phänomen: Wir fahren vielleicht von einer Verabredung nach Hause und erinnern uns erst anschließend wieder, dass wir noch ein Brot kaufen wollten, weil wir so in Gedanken versunken waren. Oder wir sind vielleicht enttäuscht darüber, dass ein schönes Ereignis verstrichen ist, ohne dass wir es so richtig bewusst genossen haben. Belastend kann es dann werden, wenn wir – wie es typischerweise bei Depressionen der Fall ist – von negativen Gedanken davongetragen werden. Das fühlt sich dann so an, als seien wir in einen Zug gestiegen und fänden uns plötzlich in einer unwirtlichen Gegend wieder, ohne die Ortsveränderung bemerkt zu haben. Probleme sind dann nicht nur in den Situationen präsent, in denen wir sie lösen müssen, sondern schlimmstenfalls 18 oder mehr Stunden am Tag. Auch wenn es nicht immer der Genuss unserer Lieblingskekse ist, der uns dabei entgeht, bietet jeder Augenblick kostbare, unwiederbringliche Sinneseindrücke, die wir zum großen Teil nicht einmal wahrgenommen haben.

Achtsamkeit wurde von Kabat-Zinn, einem der bekanntesten Meditationslehrer unserer Zeit, der u.a. das Programm zur achtsamkeitsbasierten Stressreduktion (MBSR) aus dem buddhistischen Za-Zen entwickelt hat, als eine besondere Form der Aufmerksamkeitslenkung definiert: eine *Ausrichtung der Aufmerksamkeit auf den gegenwärtigen Augenblick, die absichtsvoll geschieht und ohne zu bewerten, was ich wahrnehme.* Anders könnte man sagen: Achtsamkeit ist eine Form der Aufmerksamkeit, die eingebettet ist in eine liebevolle, gleichmütige, mitfühlende und freundliche Grundhaltung. Dabei kann sich Achtsamkeit auf ganz unterschiedliche Bereiche wie Sinneseindrücke von außen, Körperempfindungen, Gefühle oder Gedanken beziehen.

Der vietnamesische Zen-Meister Thich Nhat Hanh macht immer wieder darauf aufmerksam, dass Achtsamkeit eine Energie ist, die prinzipiell jedem Menschen zur Verfügung steht. Wenden wir uns dieser Energie zu, kann sie wachsen und gedeihen; trainieren wird sie nicht, wird sie immer stärker verkümmern.

Das Konzept der Achtsamkeit hat eine jahrtausendealte Tradition. Es geht auf das altindische Pali-Wort »sati« zurück, welches

Aufmerksamkeit, Bewusstheit und Erinnerung bedeutet. Im Buddhismus ist Achtsamkeit eines der Elemente auf dem sogenannten »achtfachen Pfad«, der eine Orientierung auf dem Weg zur Erlösung darstellen möchte. Gleichzeitig braucht man keinen buddhistischen Glaubenshintergrund zu haben, um Achtsamkeit im Alltag zu üben. In den letzten Jahrzehnten entstand zunehmend auch im Westen die Einsicht, dass Achtsamkeit das Leben bereichern und vertiefen kann, die Ausrichtung auf das Wesentliche erleichtert und eine hilfreiche Haltung gegenüber unseren Lebenserfahrungen bedeutet.

Der Lichtstrahl der Aufmerksamkeit

»Langeweile ist ein Mangel an Aufmerksamkeit.«

(Fritz Pearls)

Eine wichtige Grundlage für Achtsamkeit ist die *Aufmerksamkeitslenkung* auf eine Sache. Verhalte ich mich achtsam, richte ich meine Aufmerksamkeit zunächst ganz bewusst auf das, was ich näher erkunden möchte. Dabei kann ich den Radius der Aufmerksamkeit ganz weit machen und alles aufnehmen, was es in meinem Umfeld und meinem Inneren zu entdecken gibt, oder ich fokussiere die Aufmerksamkeit auf etwas Bestimmtes, wie etwa den Atem, die Stimme meines Gegenübers oder ein bestimmtes Gefühl, das ich näher erkunden möchte. Aufmerksamkeit ist ein wundervolles Instrument, um einer Sache wirklich Zuwendung zu schenken. Sie entscheidet darüber, welche Informationen über die Welt zu uns durchdringen. Dabei geschieht Aufmerksamkeitslenkung häufig ganz automatisch. Sie kennen vielleicht das Phänomen, dass Sie diejenigen Dinge in Ihrem Umfeld deutlicher wahrnehmen, die Sie gerade unterschwellig beschäftigen: So berichten viele schwangere Frauen, dass sie in den Monaten vor der Geburt ihres Babys plötzlich viel mehr schwangere Frauen auf der Straße erblicken; etliche Menschen sind nach einem Friseurbesuch erstaunt darüber, wie häufig ihnen andere Menschen mit einer ähnlichen Frisur über den Weg laufen. Menschen, die Hunger haben, nehmen Essensgerüche auf der Straße sehr deutlich wahr, während müden Menschen mögliche Sitzgelegenheiten ins Auge springen, selbst wenn sie nicht gezielt nach einer Möglichkeit zum Ausruhen suchen. Dieses Phänomen der »selektiven Wahrnehmung« ist in der Regel sehr praktisch, da es uns hilft, Dinge in unserer Umgebung zu entdecken, die für unsere Bedürfnisse und unsere Lebenssituation von besonderer Bedeutung sind. Oftmals bleiben aber dabei auch andere Aspekte auf der Strecke und unsere Wahrnehmung kann relativ einseitig werden.

Achtsamkeit möchte uns die Gelegenheit geben, einer Sache in ihrer ganz persönlichen Eigentümlichkeit Aufmerksamkeit zu widmen. Sie meint ein bewusstes Ausrichten auf etwas: ich schenke einem Objekt ganz gezielt meine Zuwendung im wahrsten Wortsinn. Das heißt nicht, dass der Filter meiner eigenen Biografie, meiner aktuellen Lebensumstände und meiner Bedürfnisse automatisch ausgeschaltet bleibt und wir neutral wie die Linse einer Digitalkamera durchs Leben gehen müssen. Aber ich kann mir immer wieder bewusst machen, dass ich dem, was ich betrachte, meine eigene Färbung gebe, und meine Wahrnehmung weiten auf das, was es sonst noch zu entdecken gibt.

Nehmen wir beispielsweise Tom, der an einem Sonntagnachmittag durch den gut besuchten Stadtpark schlendert und sich einsam fühlt. Ein guter Freund hat kurzfristig eine Verabredung mit ihm abgesagt, da er sich mit seiner neuen Partnerin treffen möchte. Dadurch wurde Tom zum wiederholten Male bewusst, dass er nun schon eine ganze Weile alleine lebt. Um wenigstens ein bisschen an die frische Luft zu kommen, hat er beschlossen, eine Runde im Park zu drehen. Doch der Spaziergang entpuppt sich als weitere Frustration: auf den Wegen scheint es von Händchen haltenden Paaren zu wimmeln, die Rasenflächen werden von vergnügt plaudernden Freundescliquen bevölkert und die stilleren Ecken scheinen von eng umschlungenen Pärchen übersät zu sein. Jeder dieser Anblicke versetzt ihm einen Stich und löst trübe Gedanken aus wie etwa: »Ich bin es nicht wert, dass man sich mit mir abgibt! Ich bin langweilig, und alle merken das! Alle sind glücklich, nur ich nicht!« Stellen Sie sich vor, Tom erkundet mit Offenheit den Park und achtet darauf, was es zu entdecken gibt. Es ist nicht unwahrscheinlich, dass er die neu aufgeblühten Tulpen bemerkt. Möglicherweise fällt ihm auf, dass der Abfalleimer neben dem Kiosk überquillt. Vielleicht erblickt er auch den kleinen Jungen, dem ein Eurostück hingefallen ist, und hilft ihm beim Suchen. Natürlich sind da Paare und Grüppchen von Freunden. Er spürt, dass sein Blick für einen Moment an ihnen hängen bleibt und ihm der Anblick einen kleinen Stich versetzt. Und da ist auch ein Mann, der gedankenverloren auf der Parkbank sitzt und eine phantasievoll bedruckte Tasche auf dem Schoß hat. Und eine Frau, die fröstelnd in luftiger Sommerkleidung ein paar Enten füttert…

Wenn wir achtsam sind, können wir immer wieder den eigenen Fokus bemerken und bewusst eine Haltung der Offenheit einnehmen. Achtsames Wahrnehmen weitet den Blick, schafft Raum für all das, was wirklich da ist, und öffnet unsere Seele für die Dinge, wie sie sind.

Der Reichtum des Augenblicks

> *»Zu leben bedeutet, jede Minute geboren zu werden.*
> *Der Tod tritt ein, wenn die Geburt aufhört.«*
>
> (Erich Fromm)

Neben der absichtsvollen Aufmerksamkeitslenkung ist die Ausrichtung auf den *Augenblick* ein wesentliches Merkmal der Achtsamkeit. So könnte die Situation im Park dazu führen, dass Tom darüber grübelt, was er in der Vergangenheit falsch gemacht haben könnte, um jetzt in dieser misslichen Situation zu sein. Oder er entwirft beklemmende Zukunftsvorstellungen eines einsamen Alterns und Sterbens. Vielleicht gibt er sich auch einem angenehmen Tagtraum hin, der ihn in ein anderes Leben entführt. All das ist nachvollziehbar und nicht grundsätzlich schlecht. Wir sollten uns jedoch klarmachen, dass wir uns durch diese inneren Fluchten eine große Möglichkeit vorenthalten, die wir als Menschen haben: die Gestaltung des Hier und Jetzt.

Wie wir im nächsten Kapitel näher sehen werden, ist die Konzentration auf den gegenwärtigen Augenblick ein wertvolles Instrument: Nur wenn wir uns im aktuellen Moment wirklich niederlassen, können wir unser Leben tatsächlich intensiv erfahren und aktiv in die Hand nehmen.

Die Freiheit des Herzens

»Das erstaunlichste Paradox ist,
dass ich mich ändern kann, wenn ich mich selbst akzeptiere.«

(Carl Rogers)

Der dritte Aspekt der Achtsamkeit umfasst eine *vorurteilsfreie Haltung*. Natürlich heißt das nicht, dass wir keine Vorlieben mehr haben sollten; auch nicht, dass wir alle Bewertung über Bord werfen sollten. Vielmehr ist damit gemeint, den Dingen mit Unvoreingenommenheit zu begegnen. Das ist oft nicht gerade einfach, denn unser Verstand ist es gewohnt, zu beurteilen und seine eigene Geschichte weiterzuspinnen. Stellen wir uns etwa vor, dass Tom im Park den Mann mit der bunten Tasche betrachtet. Sie sieht selbst genäht aus, und Tom fällt eine Situation aus der Schulzeit ein, bei der er als elfjähriger Junge wegen seiner bescheidenen Handarbeitskünste ausgelacht wurde. »*Wie albern, dieses krampfhafte Bemühen um Selbstgemachtes, so als könne man nicht bequem in den nächstbesten Laden marschieren und das Gleiche in deutlich besserer Qualität besorgen*«, schießt es Tom durch den Kopf. Sofort folgen weitere Überlegungen: »*Bestimmt ist der Mann etwas seltsam, wenn er mit solch einer kindlich bunten Tasche durch die Gegend läuft. Sieht er denn nicht, wie lächerlich er mit diesem Accessoire aussieht? Glaubt er etwa, so etwas sei männlich? Fast peinlich, wie un-*

bekümmert und selbstsicher er da auf seiner Bank sitzt, während die Tasche seinen schlechten Geschmack verrät. Bestimmt hat er keine vertrauten Menschen um sich, die ihn gelegentlich auf seine Geschmacksverfehlungen aufmerksam machen könnten. Wieso sitzt er überhaupt so tatenlos im Park herum? Hat er keine feste Arbeit, keine Aufgabe?«

Unser Verstand ist schnell dabei, Dinge einzuordnen und sich ein Urteil zu bilden. Wir können es ihm auch gar nicht verübeln, denn in vielen Lebensbereichen erweist sich dieses Vorgehen als hilfreich. Dennoch bleibt dabei vieles auf der Strecke, und wir können ganz neue Erfahrungen machen, wenn wir gelegentlich unsere Vorstellungen abstreifen und den Dingen mit Offenheit ins Auge blicken – vielleicht so, als würden wir sie zum ersten Mal erkunden. Tom hat sich viele Gedanken gemacht – den Mann mit seiner Tasche aber hat er nicht wirklich gesehen. Er wird weitergehen und ein Bild von dem Mann und seinen Eigenschaften im Kopf haben, ohne ihn je kennengelernt zu haben.

Bewusstes Hinschauen kann uns dabei helfen, gewohnte Mechanismen zu erkennen und uns für eine unvoreingenommene Sichtweise frei zu machen. Wenn wir Achtsamkeit im Kontakt mit anderen Menschen üben, können wir ihnen zuhören, ohne ständig bewerten, abwehren oder verurteilen zu müssen, was sie sagen. Antworten wir, müssen wir uns auch nicht die passenden Worte vorher exakt zurechtlegen.

Vorschnelle Meinungen und Bewertungen begegnen uns im Alltag an vielen kleinen Stellen. Vor einiger Zeit habe ich mit meinem Dreijährigen im Rahmen einer Adventsfeier einen Engel gebastelt. Jedes Kind durfte sich ein etwa zehn Zentimeter langes Aststück aus einer Kiste aussuchen, an das ein Paar befederte Flügel aus Pappe geheftet wurden; eine kleine Styroporkugel sollte als Kopf ergänzt werden. Ich ertappte mich dabei, wie ich für einen Moment von der Auswahl meines Sohnes enttäuscht war: Er hatte ausgerechnet das krummste Aststück ausgewählt, und dieses wies in der Mitte auch noch eine seltsam geformte Verdickung auf. Verstohlen sah ich nach den anderen Aststücken, die glatt und ebenmäßig auf ihre Bestückung mit Kopf und Flügeln warteten; gerade so, als seien sie von der Natur eigens für diese Bastelaktion kreiert worden. Ich sah festlich geschmückte Adventstische vor meinem inneren Auge, auf denen diese ästhetischen Holzteile als wundersame Flügelwesen prangten, während unser krummes, raues Stück Ast schon am Tag nach der Bastelaktion – weit davon entfernt, engelsgleich elegant zu wirken – mit allgemeiner Zustimmung im Abfall landen würde. Dennoch wollte ich meinen Sohn nicht enttäuschen und vor mir selbst nicht als überambitionierte Mutter dastehen. »Wo soll denn vorne sein?«, erkundigte ich mich. In dem Augenblick, als mir mein Sohn unseren Rohling empört in die Hand drückte, erkannte ich es auch: Die Verdickung in der Mitte bestand aus zwei kleinen Erhebungen, die wie ineinander verschränkte Hände aussahen. Wo der Ast etwas ausgebeult erschien, zeichnete sich die Bauchregion ab. Die Form ergab einen besonders »heiligen« Engel mit üppigen Kurven, der die Hände zum Beten gefaltet hatte. Lediglich die untere Beinregion wirkt an einer Stelle etwas breit. Vielleicht trägt er an einem Fuß einen Stiefel. Ich habe den Engel bis heute nicht weggeworfen.

Achtsamkeit möchte von festen Ansichten und Überzeugungen befreien. Das kann sich anfühlen wie ein erfolgreicher Frühjahrsputz oder das Abstreifen eines kratzigen Pullovers: Offenheit spendet Leichtigkeit und Energie, und sie kann wieder Lust auf den Alltag machen, wenn wir geglaubt haben, bereits alles zu kennen. Nicht alles einordnen und nachvollziehen zu müssen, kann eine große Entlastung bedeuten.

Rainer Maria Rilke hat dieses Lebensgefühl in einem seiner Gedichte gepriesen:

»Du musst das Leben nicht verstehen,
dann wird es werden wie ein Fest.
Und lass Dir jeden Tag geschehen,
so wie ein Kind im Weitergehen
Von jedem Wehen
Sich viele Blüten schenken lässt«.

Auch hier ist nicht der Anspruch gemeint, die eigene Lebenserfahrung zu verdrängen und naiv allen Sinneseindrücken nachzuhängen, sondern der echten Begegnung mit den Angeboten des Augenblicks eine Chance zu geben. Dabei kann ich meine gewohnheitsmäßigen Bewertungen wahrnehmen und mich gleichzeitig frisch auf die aktuelle Situation einlassen.

Eine nicht kritische, nicht verdammende Haltung bezieht sich jedoch nicht nur auf Alltagsbegegnungen und unser Umfeld, sondern auch auf unser Innenleben. Akzeptanz gegenüber Gedanken und Gefühlen bedeutet oftmals eine besondere Herausforderung. Häufig sind wir gewohnt, uns über unsere Wut zu ärgern, mit unserer Traurigkeit zu hadern oder uns gar für Gefühle wie Missgunst und Eifersucht zu hassen, weil wir sie inakzeptabel finden. In ähnlicher Weise verurteilen wir negative Gedanken schnell, fühlen uns für sie verantwortlich und tun einiges, um sie loszuwerden – oftmals mit nur mäßigem Erfolg. Achtsamkeit gegenüber Gedanken und Gefühlen kann eine große Unterstützung im Umgang mit depressiven Symptomen darstellen, wie wir in Kapitel 8 und 9 noch sehen werden. Stellen Sie sich nun vor, Tom würde sich für sein Einsamkeitsgefühl verurteilen, das sich beim Anblick der Liebespaare im Park gelegentlich meldet: *»Jetzt lass dich doch nicht so runterziehen, was bist du für ein Weichei! Wie kann man nur so mit seinem Schicksal hadern!«* Es ist gut nachvollziehbar, wenn sich Tom anschließend noch miserabler fühlt. Ebenso könnte Tom den nächstbesten Kiosk ansteuern und versuchen, seine Einsamkeit mit einer Flasche Apfelkorn hinunterzuspülen. Das würde sicher auf kurze Zeit funktionieren – längerfristig würde er sich mit dieser Strategie aber vermutlich auch nicht besser fühlen. Wie Sie wissen, wäre Tom in diesem Fall keine Ausnahme – wir Menschen neigen nicht selten dazu, Alkohol und andere Suchtmittel zu konsumieren, übermäßige Mengen an Essen in uns hineinzustopfen oder riskante und kostspielige Aktivitäten auszuführen, um unangenehme Gefühle nicht mehr wahrzunehmen oder mit anderen Gefühlen zu überdecken. Das mag kurzfristig befreiend wirken, kann dauerhaft jedoch anstrengend, frustrierend und gefährlich werden. Stellen wir uns hingegen vor, Tom nimmt seine Einsamkeit nur aufmerksam wahr – ähnlich, als würde er das Gefühl mit einem Etikett versehen: »Aha, da ist also Einsamkeit.

Klar – ich fühle mich einsam, wenn ich die Paare im Park sehe – keine leichte Situation.« Wahrscheinlich wird Tom deshalb noch nicht beschwingt durch den Park hüpfen, aber er wird sich weniger von seiner Einsamkeit gefangengenommen fühlen. Vielleicht entdeckt er im nächsten Schritt sogar hilfreiche Wege, um mit der Situation umzugehen. Zumindest ist er nicht mehr damit beschäftigt, vor seinem Gefühl davonzurennen oder sich selbst abzuwerten. Traurigkeit, Wut, Neid, Angst, Hass, Missgunst oder andere schwierige Gefühle können sich wie hartnäckige Rumpelstilzchen anfühlen, die in unserem Inneren so lange toben, bis wir sie direkt ins Visier nehmen und einfach beim Namen nennen, anstatt uns selbst dafür anzuklagen oder viel Energie dafür aufzuwenden, sie zu ignorieren.

Noch einen anderen Vorteil kann es haben, Dinge nicht zu verurteilen, sondern mit Interesse und Neugier anzunehmen: Oftmals erschließen sich uns gar nicht alle Zusammenhänge; was zunächst nützlich erscheint, kann sich als schwierig erweisen, was erst wie eine Niederlage oder ein Verlust aussah, kann sich als Chance und Bereicherung herausstellen.

Hierzu fällt mir beispielsweise ein, wie ich als Kind über zwei oder drei Jahre lang hartnäckige Zwangsvorstellungen entwickelte, ich würde zum Schrank mit den Putzutensilien laufen und giftiges Reinigungsmittel schlucken. Auch wenn ich wusste, dass ich gerne lebte, fühlte ich mich den Tag hindurch stundenlang von diesen Vorstellungen verfolgt, lag oft nachts lange wach und versuchte verzweifelt, die sich aufdrängenden Bilder abzuschütteln. Was würde geschehen, wenn diese Impulse übermächtig werden würden? War ich im Inneren so kaputt, dass mir solche Gedanken kamen? Irgendwann verebbten diese Vorstellungen und an deren Stelle trat der Zwang, die Uhrzeit beim Einschlafen immer genau kennen zu müssen. Das erwies sich insbesondere abends als fatal, da ich zum Leidwesen meiner Eltern bis zu zwanzigmal pro Stunde zu unserer großen Uhr im Treppenhaus rannte und nicht selten erst gegen Mitternacht einschlafen konnte, wenn ich mich von den sinnlosen Ritualen erschöpft fühlte. Auch wenn ich mir darüber im Klaren war, wie absurd mein Verhalten war, sah ich mich außerstande, es abzuschütteln. Ich selbst haderte oft mit mir, hasste mich für diese Dinge und versuchte, sie nach außen zu verbergen. Erst viele Jahre später – ich hatte mich im Studium ursprünglich auf den Bereich Neuropsychologie spezialisiert – kam ich über einen Zufall mit Menschen in Kontakt, die an einer Zwangsstörung litten wie ich zuvor. Ich merkte, wie es mir Freude machte, mit diesen Menschen zusammen nach Lösungswegen zu suchen. Vieles von dem, was sie berichteten, erschien mir aus der eigenen Erfahrung heraus gut nachvollziehbar und vertraut. Heute bin ich dankbar dafür, Erfahrung mit Zwangssymptomen gesammelt zu haben – ich glaube, ansonsten wäre ich deutlich weniger einfühlsam und wahrscheinlich auch weniger engagiert im Umgang mit dem Thema.

Vermutlich kennen Sie sogenannte Vexierbilder – das sind Abbildungen, die mindestens zwei Sichtweisen zulassen (s. auch Kapitel 5). Bekannt geworden ist die Zeichnung, auf der man eine alte Frau oder ein junges Mädchen erkennen kann – je nachdem, wie man einzelne Elemente interpretiert und zu einem Gesamtbild zusammenfügt. Ähnlich ist es manchmal mit Lebenserfahrungen: Wenn wir offen bleiben, kann sich aus ihnen immer wieder eine andere Bedeutung erschließen, die wir zuvor vielleicht gar nicht ahnen konnten. So geht es uns manchmal, wie es der dänische Philosoph Sören Kierkegaard ausdrückte: »Das Leben wird vorwärts gelebt und rückwärts verstanden.«

Heißt nicht verurteilen immer geschehen lassen?

Vor kurzem kam eine Patientin, nennen wir sie Gabi, mit zahlreichen körperlichen Symptomen in meine Praxis. Sie hatte permanent mit Schwindelattacken, Kopfschmerzen, Muskelzuckungen, Sehstörungen und diversen weiteren körperlichen Beschwerden zu kämpfen. Auch durch zahlreiche Untersuchungen hatte man keine körperliche Ursache finden können. Am meisten aber belastete sie, dass man nun von mehreren Seiten erwartete, sie solle ihren Zustand akzeptieren. »Ich se-

he es überhaupt nicht ein, so etwas zu akzeptieren! Ich bin eine Kämpferin und ich werde so lange versuchen, das Zeug loszuwerden, bis ich mich wieder normal fühle!« Anschließend beschrieb sie, wie sie durch exzessives Fitnesstraining, Vorstellungsübungen, Schlafentzug oder eine besondere Ernährung versuchte, die Symptome zum Verschwinden zu bringen.

Unsere Fähigkeit, Probleme aktiv anzugehen und Lösungsstrategien zu entwickeln, ist ein wertvolles Kapital. Niemand würde von uns erwarten, das Vertrocknen einer geliebten Topfpflanze hinzunehmen, wenn wir sie gießen können. Manchmal rennen wir jedoch mit dem Kopf gegen die Wand und verstricken uns in kraftzehrende Verhaltensmuster, auch wenn sie an unserem aktuellen Zustand nicht viel ändern. Die Achtsamkeit möchte eine Art Puffer sein zwischen Reizen sein, die uns im Alltag begegnen, und unseren Reaktionsmöglichkeiten darauf. Sie möchte uns Zeit und Energie schenken, innezuhalten, um sich auf die sinnvollste Reaktion zu besinnen, bevor wir reflexhaft in die gewohnten Verhaltensmuster zurückfallen.

Häufig ist es, wie in Gabis Fall, nicht leicht zu entscheiden, ob ich mit meinen Aktionen erfolgreich sein werde. Eine Sache unvoreingenommen als einen Bestandteil des eigenen Lebens anzusehen, ist jedoch zunächst einmal unabhängig davon, ob ich im nächsten Schritt etwas tue, um sie zu verändern. Es bedeutet keinesfalls, dass ich sie passiv hinnehmen oder sogar gutheißen muss. Vielmehr ist damit gemeint, dass ich zunächst einmal anerkenne, was da ist, und nicht unnötige Energie darauf verschwende, die Erfahrung zu verleugnen, zu verurteilen, zu beschönigen, zu verdammen oder blindwütig zu bekämpfen. Es fühlt sich ein wenig an, als würde man einen Schritt zurücktreten, um sich einen Überblick zu verschaffen.

Indem Gabis Eltern und Freunde ihre rastlosen Bemühungen verurteilten und eine akzeptierende Einstellung von ihr verlangten, fiel es ihnen selbst schwer, Gabi und ihr Ringen um Bewältigung zunächst einmal anzunehmen. Irgendwann konnte sich Gabi jedoch sagen: »Ok, da sind sie nun einmal, meine diversen Symptome, und es fühlt sich scheußlich an. Das ist die Realität. Was kann ich nun tun, um mir weiterzuhelfen?« Sie spürte, dass ihr der Schritt von »Das darf überhaupt nicht sein, das geht so gar nicht!« hin zu »Das ist momentan Teil meiner Welt« bereits etwas Entlastung brachte. Anschließend überlegte Gabi, dass ihr körperliche Bewegung guttun könnte. Sie hatte zunächst nichts an ihrer Situation geändert, und gleichzeitig fühlte sie sich etwas freier, wenn sie anschließend ihre Joggingschuhe schnappte, um noch eine Runde zu drehen.

Achtsamkeit schließt alles ein

Können Sie sich noch an den Geschmack Ihres Lieblingsessens in der Kindheit erinnern? An den ersten Kuss mit dem Menschen, in den Sie verliebt waren? Wahrscheinlich waren Sie in diesen Situationen mit Ihren Sinnen ganz dabei – zumindest bis der Verstand wieder auf Reisen gegangen war, so wie es nun einmal seine Art ist.

Achtsamkeit ermöglicht uns, Sinneserfahrungen intensiv zu erleben, indem wir ganz in den Augenblick eintauchen. Wenn wir für das Geheimnis des Lebens in jeder Begegnung offen sind, können sogar viele wundervolle Dinge geschehen, die wir sonst nicht für möglich gehalten hätten. Gleichzeitig muss sich Achtsamkeit nicht nur auf angenehme Erfahrungen beziehen. Das ist ein wichtiger Punkt, da Achtsamkeit oftmals als Genuss missverstanden wird.

Wenn ich auf achtsame Weise Tee koche, bedeutet das nicht, dass ich jeden Handlungsschritt genießen muss. Der kühle Griff des Wasserkochers, das Gurgeln des Wassers nach Erreichen des Siedepunktes, die malerischen Muster, die der diffundierende Farbstoff des Tees beim Eingießen des Wassers verursacht, meine Vorfreude auf den Teegeschmack – all das können angenehme sinnliche Erfahrungen sein, die uns die Achtsamkeit erschließt. Genauso öffnet uns die Achtsamkeit jedoch auch für unangenehme Erfahrungen: Der Anblick des verkalkten Bodens im Wasserkocher, meine Ungeduld beim Aufheizen des Wassers einschließlich des Impulses, das

Wasser vielleicht doch schon kurz vor dem Kochen einzugießen, oder ein Spritzer siedenden Wassers auf der Haut.

Dieses Phänomen wird uns auch bei den Übungen begleiten, die wir speziell durchführen, um uns mit Achtsamkeit vertraut zu machen und eine achtsame Haltung zu vertiefen: Meditation kann uns innerlich ruhig werden lassen, sodass wir uns friedlich wie ein stiller See fühlen. Sie kann Gefühle von Freude, ja sogar Euphorie und Entzücken auslösen. Sie kann uns jedoch auch unseren dunklen Gedanken näher bringen, Gefühle von Traurigkeit oder Wut aufdecken. Trotzdem können wir dabei achtsam sein. Wie wir sehen werden, bieten oft sogar gerade die etwas schwierigeren Situationen eine gute Möglichkeit, um Achtsamkeit zu üben. Manche Menschen empfinden es so, dass die Kraft der Achtsamkeit die schwierigen Empfindungen »umarmt« und ihnen dadurch ihre Schärfe nimmt. Sie versucht sie weder zu unterdrücken noch zu verändern, sondern hält sie in einem größeren Gewahrsein, das noch viel mehr einschließt als das schwierige Gefühl.

Die »vier Unermesslichen«: Urgrund der Achtsamkeit

Wie fühlt sich Achtsamkeit an, und wie zeigt sie sich im Kontakt mit anderen Menschen? Um die Bedeutung der Achtsamkeit im zwischenmenschlichen Umgang zu verstehen, hilft die buddhistische Lehre von den »vier unermesslichen Geisteshaltungen« oder kurz den »vier Unermesslichen«. In Pali heißen diese *Brahmaviharas*, was wörtlich so viel bedeutet wie »Wohnorte des Gottes Brahma«. Da man öfters die altindischen Pali-Worte dazu findet, habe ich diese jeweils dahinter in Klammern gesetzt. Die Unermesslichen bedeuten

- Liebe (*metta*),
- Mitgefühl (*karuna*),
- Freude (*mudita*) und
- Gleichmut (*upekkha*).

Alle vier Haltungen sind eng miteinander verknüpft und ergeben gemeinsam einen Zustand der liebevollen Verbundenheit mit allen Wesen. Liebe wird manchmal auch mit »Herzensgüte« oder »Freundlichkeit« übersetzt und meint die Fähigkeit, anderen Lebewesen mit wohlwollender Zuneigung zu begegnen, und ihnen Freude und Glück zu schenken. Abzugrenzen ist sie von der romantischen Liebe, an der ich haften kann und in der ich mich auch verlieren kann. Mitgefühl bedeutet, Leid und Blockaden lindern zu wollen, und ist zu unterscheiden von passiv-hilflosem Mitleiden oder überheblichem Bedauern. Freude uns selbst und anderen gegenüber (Mit-Freude) meint einen offenen, lebendigen Blick auf das Nährende, Beglückende, was geschieht, ohne dabei in Überschwang zu verfallen. Gleichmut möchte als Ausgeglichenheit verstanden werden, als gelassenes Akzeptieren dessen, was ist. Sie ist von Gleichgültigkeit und Resignation zu unterscheiden. Jede der vier Unermesslichen braucht die anderen drei, um sich voll entfalten zu können.

Achtsamkeit wird dann beseelt, wenn sie in diese vier heilsamen Geisteszustände eingebettet ist – würden wir sie künstlich herauszulösen versuchen, bliebe nichts als ein kaltes Gerippe übrig, das mit wirklicher Achtsamkeit nicht mehr viel gemein hat. Das bedeutet nicht, dass wir Meister dieser vier Haltungen sein müssen, um uns in Achtsamkeit zu üben. Wenn wir achtsam sind, nähren wir jedoch die vier Qualitäten in uns: Wir schaffen Raum für liebevolles Verständnis und Mitgefühl, wenn wir genau hinschauen und Vorurteile loslassen. Wir kultivieren Gleichmut, wenn wir lernen, die Dinge anzusehen, wie sie sind. Wir lassen Freude aufscheinen, wenn wir uns offen auf das Leben mit all seiner Schönheit und seinen Schwierigkeiten einlassen. Umgekehrt sind die vier heilsamen Geisteszustände mit einer achtsamen Lebenshaltung verwoben. Nach buddhistischem Denken sind Liebe, Freude, Mitgefühl und Gelassenheit Ausdruck unserer inneren Weisheit, die jedem Menschen innewohnt. Im christlichen Denken könnte man sie auch als Manifestationen des Göttlichen verstehen, das in jedem von uns verwurzelt ist, selbst wenn wir uns gerade traurig, hoffnungslos oder gar verzweifelt fühlen mögen.

KAPITEL 4

Im Augenblick ankommen

Leben in Korridoren

Vor ein paar Wochen fuhr ich auf dem Weg zur Arbeit eine Weile hinter einem Taxi her, dessen Fahrer das Tempolimit von 30 km/h sehr ernst zu nehmen schien: meistens bewegte sich sein Wagen etwas unter der erlaubten Höchstgeschwindigkeit. Hinter uns hatte sich bereits eine kleine Schlange gebildet, weil die Straßensituation kein Überholen zuließ. Ich ertappte mich dabei, wie ich unruhig auf dem Sitz umherrutschte und wenig schmeichelhafte Gedanken hegte: »Kein Mensch fährt hier auf dieser breiten Allee wirklich so lahm. Aber kein Wunder, der Fahrer wird ja für seine Zeit bezahlt, während ich zu spät zu meiner Besprechung komme. Und gerade heute habe ich mich so beeilt. Nicht mal für einen Tee hat die Zeit gereicht …« Erst allmählich fiel mir auf, wie fest ich das Lenkrad umklammerte und den Rücken durchdrückte, so als könne ich mit meiner Anspannung das Taxi antreiben oder würde es noch stärker verlangsamen, wenn ich locker ließ. Mir wurde klar, dass ich momentan an der Situation nicht viel ändern konnte, wenn ich nicht in ungeduldiges Hupen oder drastischere Verhaltensweisen verfallen wollte. Während ich meine Rückenmuskeln entspannte und mich anlehnte, spürte ich, dass sich der Autositz relativ weich anfühlte. »Wenigstens etwas«, fuhr es mir durch den Kopf. Ich überlegte, wie viele Menschen wohl daran gearbeitet hatten, genau diesen Sitz zu konstruieren – von ergonomischen Überlegungen in der Planungsphase bis hin zum Einbau! Hatte ich beim Einsteigen überhaupt schon einmal bemerkt, wie angenehm sich die Rückenlehne anfühlte?

Da ich nicht besonders gut gelaunt war, erschien mir dieser Gedanke zunächst sentimental. Dennoch beruhigte er mich etwas und ich blinzelte zu den Wipfeln der Eschen am Straßenrand, durch die sich das Licht der Morgensonne brach. Die gefiederten Blätter bewegten sich leicht im Wind, während die dicken, teilweise moosbewachsenen Stämme der annähernd 30m hohen Bäume Stabilität ausstrahlten. Einige Bäume hatten weit ausladende Äste, mit denen sie die Zweige ihres Gegenübers auf der anderen Straßenseite berührten, als reichten sie ihm die Hand. Um eine der Eschen hatte jemand ein Beet mit rosa und weißen Cosmea gepflanzt, die fröhlich im Wind schaukelten. Warum war mir dieser bunte Fleck niemals aufgefallen? Am Ende hatte ich das Gefühl, auch für meine Zeit »bezahlt« worden zu sein – mit Eindrücken, die ich nicht wahrgenommen hätte, wenn ich nur gedankenverloren mein Ziel angesteuert hätte.

Jeder Augenblick gehört uns, unteilbar und unwiederbringlich – egal ob wir gerade in netter Gesellschaft ein leckeres Menü in unserem Lieblingsrestaurant verspeisen, in einer lauen Sommernacht den Sternenhimmel bewundern oder eben durch äußere Umstände in Situationen verweilen müssen, die wir lieber schon hinter uns gebracht hätten. Sei es, dass wir Zähne putzen oder ein quengelndes Kind zum Zähneputzen motivieren wollen, dass wir ein beschädigtes Kleidungsstück reklamieren müssen oder dreckige Wäsche in die Maschine stecken, die Treppe zur S-Bahn erklimmen oder in einer Schlange am Postschalter warten.

Oftmals aber leben wir eher in einer Art »Korridor«, einer Übergangszeit, in der wir uns innerlich auf die nächste Situation zubewegen. In dieser, so nehmen wir an, werden wir angekommen sein, und das »richtige« Leben findet statt. Manchmal sind wir dann in dieser Situation ganz wach und präsent, manchmal entpuppt sich die neue Situation jedoch als weiterer Korridor, weil wir bereits in Gedanken bei der nächsten Aktivität sind.

Lars beispielsweise verstrickte sich immer aufs Neue in Gedanken an Zukünftiges, um gut für den Alltag gewappnet zu sein. Dabei wurde ihm kaum bewusst, wie sehr er sich damit seiner wirklich gelebten

Zeit beraubte. Während er bei seiner Arbeitstätigkeit als Landschaftsgärtner Hecken schnitt und Beete bearbeitete, überlegte er schon, wie viel Zeit er für seinen nächsten Arbeitsauftrag benötigen würde und was geschehen könnte, wenn seine Auftraggeber unzufrieden mit seiner Leistung wären. Wenn er endlich nach Hause kam und sich müde in den Sessel sinken ließ, war er innerlich bereits mit der Planung des Einkaufs für das Abendessen beschäftigt. Saß er dann mit seiner Freundin beim Essen, überlegte er jedoch, mit welchem Anhänger er die Arbeitsgeräte für seinen nächsten Auftrag am besten transportieren könnte, und ob er nicht für den darauf folgenden Auftrag auf einen weiteren Mitarbeiter angewiesen war.

Unser Verstand ist ein großartiger Unterstützer, wenn es darum geht, das Leben sinnvoll zu planen und Vorhaben umzusetzen, aber er kann uns enorm davon ablenken, unser Dasein wirklich zu *spüren*. Von Thich Nhat Hanh stammt die berühmte Aussage: »Wirkliches Leben erfahren wir nur im Hier und Jetzt. Die Vergangenheit ist schon vorüber, und die Zukunft ist noch nicht da. Nur im gegenwärtigen Augenblick können wir das Leben wirklich berühren.«

Wenn Sie möchten, halten Sie einmal beim Lesen inne und achten Sie darauf, was den aktuellen Augenblick ausmacht. Wie sitzen Sie da? Ist die Position angenehm oder eher unangenehm? An welcher Stelle haben Sie Kontakt mit dem Boden, mit dem Stuhl oder mit dem Sofa? Wo können Sie Ihren Atem spüren? Wie fühlt sich Ihr Körper an – jetzt, gerade in diesem Augenblick?

Ebenso kann es lohnend sein, das eigene Bild von der Zeit zu hinterfragen. Wenn Sie an Ihr Leben denken – sehen Sie die Gegenwart als einen Punkt entlang einer Zeitleiste, der allmählich immer weiter nach hinten wandert? Wenn wir das Hier und Jetzt als Punkt ohne Ausdehnung betrachten, ist es gut nachvollziehbar, dass wir beständig mit Planen und Erinnern beschäftigt sind. In Wirklichkeit jedoch besitzt der gegenwärtige Moment eine Ausdehnung und Tiefe, die wir dann spüren, wenn wir uns nicht von unseren Gedanken weitertragen lassen. Dabei müssen wir uns nicht anstrengen: wir dürfen einfach unseren Sinnen zuhören. Die Gegenwart ist wie ein Tor, das uns die Wirklichkeit vermittelt: die einzige, die tatsächlich Gültigkeit für uns hat.

Und wenn der Augenblick gar nicht einladend ist?

»Alle Wahrheiten ruhen in allen Dingen.
Weder beschleunigen sie ihre eigene Befreiung,
noch widerstehen sie ihr.«

(Walt Whitman)

Möglicherweise haben Sie bei der kurzen Übung bemerkt, dass Sie einiges entdecken konnten, was Ihnen vorher nicht aufgefallen ist, und Sie fanden die Unterbrechung angenehm. Vielleicht wurden Sie aber auch wieder an Ihre Müdigkeit erinnert oder Ihnen fiel auf, dass Sie das Schild des Pullovers im Nacken spüren. Das Einlassen auf den gegenwärtigen Augenblick ist natürlich keine Garantie dafür, dass das Leben angenehmer wird. Aber es ist eine wunderbare Möglichkeit, lebendiger zu werden und die Fülle des Lebens zu entdecken, die sonst durch halbherzige Ablenkung vermieden wird. Mehr noch als eine Haltung ist es eine Entscheidung, unser Dasein mit allen Höhen und Tiefen wirklich zu spüren und dadurch vielleicht auch aufmerksamer und handlungsfähiger für das zu werden, was wir brauchen.

Manchmal sind es einschneidende Erfahrungen, die uns die Welt intensiver wahrnehmen lassen.

Eva war eine Bäuerin Mitte vierzig, die aufgrund einer Krebserkrankung und anschließender Chemo- und Strahlentherapie lange Zeit so geschwächt war, dass sie ihren Aufgaben auf dem Hof nicht mehr nachkommen konnte. Häufig grübelte sie darüber nach, warum ihr Leben diese Richtung eingeschlagen hatte. Als sie eines Tages wieder begann, ihren Melk- und Fütterdienst aufzunehmen, war sie überrascht darüber, wie intensiv sie ihre Tätigkeit wahrnahm. Sie spürte das weiche Fell der Kühe und ihren warmen Atem, lauschte den unterschiedlichen Lauten der Tiere und genoss den Anblick der frischen Milch, die in den kühlen, glatten Melkeimer strömte. Eigentlich hatte sie den ersten Arbeitstag gefürchtet, da sie mit ihrer eingeschränkten Belastbarkeit konfrontiert werden würde. Obwohl sie ihr früheres Pensum längst nicht erreicht hatte, kam sie guter Dinge in die nächste Therapiestunde: Sie hatte sich zwar erschöpft, aber gleichzeitig lebendiger als sonst gefühlt, weil sie den Augenblick mit allen Sinnen ausgekostet hatte.

Wenn wir von solch intensiven Erfahrungen hören, kann uns das neugierig und offen für die Dinge um uns herum machen. Manchmal kann es jedoch auch Druck auslösen, weil wir uns nicht gerade meisterlich in der Würdigung des Augenblickes fühlen. Innerlich dürfen wir uns zurücklehnen: Es gibt nichts zu leisten. Wir können uns vielmehr erlauben, mögliche Hindernisse loszulassen. Manchmal braucht es etwas Zeit, um dem bewussten Erleben Raum zu geben. Und meistens wechseln Phasen der Zerstreutheit ab mit solchen, in denen wir uns wach und in Kontakt mit dem Augenblick fühlen. Auch Eva hatte anschließend wieder Phasen, in denen sie beim Melken mit sorgenvollen Gedanken beschäftigt war. Sie empfand die Erinnerung an das Gefühl, die Gegenwart mit allen Sinnen auszukosten, jedoch wie einen Anker, den sie immer wieder auswerfen konnte, um sich neu auszurichten und ihren Sinneserfahrungen Aufmerksamkeit zu schenken.

Gegenwärtigkeit ist natürlich

Wir alle können durch besonders starke oder auffällige Reize wie ein Martinshorn, verschütteter Kaffee auf der Haut, ein Busch voller reifer Himbeeren auf der Wanderung oder eine entlaufene Giraffe in der Fußgängerzone sehr schnell in den Augenblick gebracht werden und unmittelbar reaktionsbereit sein. Üben wir uns in Gegenwärtigkeit, erfahren wir, wie der Psychoanalytiker und Zen-Lehrer Barry Magid das einmal ausgedrückt hat, dass jeder Moment »laut« genug ist, um uns ins Hier und Jetzt zu bringen, ohne dass wir auf extreme Stimulation angewiesen sind. Gegenwärtigkeit ist jedoch nicht als Gefängnis zu verstehen, in dem wir alles Planen und Denken außen vor lassen müssen. Vielmehr können wir durch Präsentsein und genaues Hinsehen die Entscheidung treffen, dass es sich lohnt, über etwas nachzudenken oder Pläne zu schmieden, ohne von automatischen Gedankengängen durcheinandergewirbelt zu werden.

Depressionen hausen oft in Gedanken

Gelegentlich werde ich gefragt, ob sich depressive Symptome nicht vielleicht verstärken, wenn sich das Erleben durch Besinnung auf den Augenblick intensiviert. Meiner Erfahrung nach ist es in erster Linie wichtig, bei depressiver Befindlichkeit besonders geduldig und behutsam mit sich umzugehen, da das Einlassen auf den Augenblick häufig etwas mehr Zeit braucht und selbstkritische Gedanken wie »Ach, ärgerlich, jetzt war ich innerlich schon wieder ganz woanders« schnell zur Stelle sind. Unter Umständen ist es auch hilfreicher, zunächst in kürzeren Zeiträumen zu üben und sich vor allem auf äußere Sinnesreize zu konzentrieren, um sich mit dem Prinzip der Achtsamkeit vertraut zu machen.

Prinzipiell kann die Ausrichtung auf das gegenwärtig Erfahrbare jedoch auch in depressiver Verfassung eine große Entlastung bringen: Wenn wir unseren Sinneserfahrungen Zuwendung schenken, wird unsere Aufmerksamkeit viel weniger leicht durch Grübelgedanken entführt. Wir können auskosten, wie die Wirklichkeit über das Sehen, Fühlen, Riechen, Schmecken, Hören zu uns spricht und damit unabhängiger von unseren selbstanklagenden, zweifelnden oder ängstigenden Gedanken werden.

Michèle Kälin, eine Schweizer Autorin, die jahrelang unter schweren Zwängen und Magersucht litt, schreibt aus ihren dunkelsten Zeiten in ihrem Buch »Frei sein«: »Heute, da weiß ich, dass an jedem schweren Tag auch Heilung mit dabei ist. Auch wenn ich damals die Heilung nicht gleich erkennen konnte, so wirkte sie, versteckt in einem kleinen Hungergefühl, in einem kleinen Sonnenstrahl, der durch die verhangenen Wolken schien, im Spüren meines Atems und meines Herzens, welches einfach nicht zu schlagen aufhören wollte. Damals spürte ich einfach nur Schmerz, aber ich merkte doch, dass ich mehr war als dieser Schmerz…« Es waren Sinneserfahrungen des gegenwärtigen Augenblicks, die sie an ihre Lebendigkeit erinnerten und immer wieder eine Ahnung von dem schenkten, was unter ihrem Leiden verborgen lag.

In diesem Zusammenhang erinnere ich mich auch an Jörg, der trotz jahrelanger intensiver Psychotherapie und medikamentöser Behandlung unter schweren Depressionen litt. Er hatte in der Vergangenheit schon einige Erfahrung mit Entspannungsübungen und Sitzmeditation gesammelt, fühlte sich jedoch jedes Mal von seinen selbstquälerischen Gedanken und unangenehmen Körperempfindungen gefangen genommen, die in ruhigen Augenblicken umso stärker auf ihn einprasselten. Eines Tages fand Jörg heraus, dass der erste Schritt in die Freiheit über die bewusste Wahrnehmung dessen führte, was er gerade tat. »Jetzt spüre ich das Spülwasser«, dachte er, wenn er den Abwasch erledigte und die Gedanken wieder über ihn hereinzuprasseln drohten, »es ist lauwarm und riecht leicht nach Zitrone… Jetzt fühle ich den Boden unter meinen Füßen… Jetzt nehme ich den Suppenteller in die Hand und spüre seine glatte Oberfläche…« Anfänglich ließ er sich schnell wieder von seinen »klebrigen Gedanken«, wie er seine Grübelschleifen nannte, ablenken. Die Konzentration auf den Augenblick gelang ihm jedoch zusehends besser. Was zunächst trivial klingen mag, war für Jörg eine Unterstützung, um sich etwas Unabhängigkeit von den depressiven Symptomen zu verschaffen und sich mit dem realen Leben zu verbinden. Natürlich wurde er dadurch noch nicht gesund, aber er schilderte diese Erfahrung als ersten kleinen Lichtblick.

Wenn Sie möchten, können Sie diese Übung auch einige Male ausprobieren, indem Sie sich während verschiedener Tätigkeiten (z. B. ankleiden oder Geschirrspüler ausräumen) vergegenwärtigen, was Sie gerade wahrnehmen. Das innerliche Benennen (Jetzt sehe ich gerade … Jetzt höre ich gerade … Jetzt rieche ich gerade … Jetzt spüre ich gerade) kann eine Unterstützung sein, um wirklich mit der Aufmerksamkeit im Augenblick zu bleiben. Wenn Sie in Gedanken abschweifen, so ist das nur natürlich. Nehmen Sie es einfach mit Freundlichkeit zur Kenntnis und kehren Sie wieder zur Erfahrung des gegenwärtigen Augenblicks zurück.

Leben in der Warteschleife

Fatalerweise passiert uns das, wozu wir im Kleinen neigen, auch im Großen: Wir glauben oft, in unserer gegenwärtigen Lage gar nicht richtig leben zu können, weil uns wichtige Dinge fehlen oder wir auf gute Umstände erst noch warten müssen. Gerade bei Depressionen erscheint die aktuelle Lebenssituation häufig nicht gerade einladend. Viele Menschen ziehen sich in Phasen von Niedergeschlagenheit zunehmend aus sozialen Kontakten zurück, weil sie sich in zwischenmenschlichen Begegnungen nicht mehr wohlfühlen oder fürchten, zur Last zu fallen. Freizeitaktivitäten, die früher mit Freude verbunden waren und als Energiequellen gedient haben, werden zunehmend weniger. Nicht selten fällt der tägliche Weg zur Arbeit schwer, körperliche Symptome kommen hinzu oder Konflikte mit wichtigen Menschen in der Umgebung tragen weiter zur Stimmungsverschlechterung bei.

Es ist nachvollziehbar, wenn viele Menschen in dieser Situation den Eindruck haben, nur in einer Art »Zwischenwelt« zu leben, weil sich nichts mehr richtig und gut anfühlt. Manchmal sind diesen Phasen tatsächlich ein oder mehrere Erlebnisse von Ohnmacht oder Hilflosigkeit vorausgegangen, etwa wenn der Arbeitsplatz aus nicht nachvollziehbaren Gründen gekündigt wurde, eine schwere Krankheit diagnostiziert wurde oder die 20-jährige Tochter jeden Kontakt abgebrochen hat. Manchmal lässt sich kein äußerer Auslöser finden; dennoch fühlt es sich plötzlich so an, als müsste man ständig hinter verdunkelten Fenstern leben, während alle anderen das Tageslicht genießen können. Häufig werden immer mehr Lebensbereiche von dem Gefühl der Machtlosigkeit erfasst, allgemeine Resignation breitet sich aus, und es erscheint immer unvorstellbarer, dass hinter dem langen, düsteren Korridor noch irgendwo ein hell erleuchtetes Zimmer wartet.

In diesen Augenblicken kann es wertvoll sein, das Unmittelbare zu versuchen. Die Beziehungskrise kann ich nicht von einem Tag auf den anderen lösen, aber ich kann meinen Partner beim Abendessen freundlich ansehen und vielleicht eine gemeinsame Unternehmung für den nächsten Sonntag planen. Auch die unfreundliche Vermieterin, die mich mit plötzlichen »Kontrollbesuchen« überrascht, werde ich nicht verändern können, aber ich kann eine Strategie überlegen, wie ich den nächsten Besuch abwende. Ebenso werde ich mein Gefühl der Erschöpfung und Kraftlosigkeit nicht einfach beseitigen können, auch wenn ich mir sehnlichst einen Knopf wünsche, mit dem es sich abschalten lässt. Ich kann aber Dinge für mich tun, die mir helfen, diese Empfindungen zumindest erträglich zu machen und vielleicht für einen Moment in den Hintergrund treten zu lassen. Auch meine Zukunftsängste werde ich nicht gänzlich verbannen können. Ich kann jedoch lernen, trotz ihrer und mit ihnen die schönen Momente des Tages zu genießen.

Wenn es aber so schwerfällt, präsent zu sein?

Manchmal können wir es uns erleichtern, im Hier und Jetzt zu sein, indem wir Dinge anders machen als gewohnt. Das ist sozusagen ein bewährter »Trick«, weil die Tätigkeit dann unsere ganze Aufmerksamkeit beansprucht. Außerdem kann es erfrischend sein, spielerisch einmal neue Wege zu beschreiten. Auch wenn es Kleinigkeiten sein mögen, mit denen Sie experimentieren, spüren Sie vielleicht, dass Sie sich dadurch wacher fühlen und Neugier auf Neues entwickeln.

Ein Physiotherapeut, der in einer psychiatrischen Klinik arbeitet, übt mit seinen Patienten z. B. gerne Hula Hoop. Fast alle kennen wahrscheinlich noch dieses Spiel, bei dem man versucht, einen schmalen Reifen möglichst lange auf den Hüften kreisen zu lassen; dennoch ist es für die meisten Teilnehmer zunächst einmal eine kleine Herausforderung, den Reifen in der Luft zu behalten. Durch Ausprobieren der richtigen Technik (z. B. die Hüften nicht etwa im Kreis zu drehen, sondern vor und zurück zu bewegen), können die meisten den Reifen am Ende ganz gut um die Hüften schaukeln, und den Teilnehmern hat die Einheit Spaß gemacht. Was aber passiert darüber hinaus Wichtiges in der Stunde? Die Konzentration auf die Aufgabe und die Bewegungen des Körpers lassen Grübelspiralen oder unangenehme Gefühlszustände im Hintergrund verblassen, da sie unmittelbar in den gegenwärtigen Augenblick führen.

Bereits alleine die Sammlung auf eine Tätigkeit hin, die Ausrichtung auf eine Sache, kann Gefühle von Freude und Zufriedenheit auslösen – sei es, dass ich Himbeersträucher pflanze, Fußball spiele, einen Brief an einen Freund formuliere oder Salsa lerne. Da es uns umso weniger passiert, innerlich abgelenkt zu werden, je weniger automatisiert eine Handlung ist, lohnt es sich oftmals, Dinge einen Tick anders zu machen.

Achten Sie einmal auf Gewohnheiten, die sich automatisch durch Ihren Alltag ziehen, z. B. die Art, wie Sie Ihren Schlafanzug ausziehen, Ihrem Partner einen guten Morgen wünschen oder den Weg zur Bushaltestelle beschreiten. Was passiert, wenn Sie alles einmal ganz anders machen, z. B. zuerst mit den Armen aus der Kleidung schlüpfen, einen anderen Wortlaut für den Morgengruß wählen und große, federnde Schritte ausprobieren? Leben Sie in einer Partnerschaft, können Sie z. B. versuchen, deutlich mehr Blickkontakt zu halten als sonst.

Achten Sie einfach darauf, welche Empfindungen damit verbunden sind, ohne die Erfahrungen als richtig oder falsch zu bewerten. Probieren Sie neue Aktivitäten aus, und wenn sie nur klein sind: verspeisen Sie etwas anderes zum Frühstück als sonst, schauen Sie sich beim Einkaufen in einem Laden um, den Sie zuvor noch nie betreten haben, wechseln Sie ein paar Worte mit einem Mitarbeiter, mit dem Sie bislang noch kaum Kontakt hatten. Ziel ist es nicht, Routinen über Bord zu werfen, sondern aufmerksam für das zu werden, was geschieht.

Und wenn ich immer gefordert bin?

In Achtsamkeitskursen berichten die Teilnehmer oft, dass sie beginnen, sich stärker einer Sache oder einem Menschen voll zu widmen, und dann vom Alltag »überrannt« werden. Zum einen, weil es so vieles zu bedenken gibt, und die Konzentration auf das Gegenwärtige als Luxus empfunden wird. Zum anderen, weil so viele Anforderungen zugleich auf uns einprasseln: das Telefon im Büro klingelt, während die nächste E-Mail eingeht und das Smartphone eine Nachricht ankündigt. Zusätzlich steht der Mitarbeiter mit einer Anfrage in der Tür, und im Hintergrund beschwert sich der Drucker, weil das Papier ausgegangen ist. Auf dem Weg nach Hause wollen all die unterschiedlichen Informationen verarbeitet werden, bevor der Sohn bereits mit den neuesten Ereignissen aus der Schule vor der Tür steht, das Mittagessen gekocht und die Post geöffnet werden möchte. Vielleicht lockt auch nochmals das E-Mail-Postfach: Gibt es eventuell schon eine Antwort auf die zuletzt gesendete Nachricht? Und was sagt die Wetter-App zur geplanten Radtour? Sollte man nicht noch schnell die Route ausdrucken und eine Überweisung tätigen, bevor die Kartoffeln gar sind? Bernhard Pörksen, ein Medienwissenschaftler an der Universität Tübingen, bezeichnet die allgegenwärtige Erreichbarkeit durch neue Medien als »Standby-Modus der modernen Existenz«. Dieser ist im Grunde nicht sinnvoll für uns Menschen: Unsere Gehirne wurden nicht zur gleichzeitigen Verarbeitung von Informationen geschaffen, sodass wir selbst beim sogenannten Multitasking lediglich schnell zwischen verschiedenen Aufgaben hin- und herswitchen können, anstatt wirklich mehrere Dinge gleichzeitig auszuführen. Das kostet viel zusätzliche Energie und ist tatsächlich in der Regel nicht sehr effizient. Da Stress ein wesentlicher Mitauslöser für Depressionen sein kann, ist es so wertvoll, nicht nur im gegenwärtigen Augenblick zu bleiben, sondern dem eigenen Tun auch ungeteilte Aufmerksamkeit zu schenken. Das ist schwierig, wenn wir durchschnittlich alle 11 Minuten von eingehenden Nachrichten unterbrochen werden. Um etwas zu ändern, müssen wir aber nicht zwangsläufig in Gegnerschaft zum modernen Medienzeitalter treten, sondern können neue Wege entdecken, wie wir uns mit den neuen Medien entspannt durch den Alltag bewegen können.

Einige einfache Strategien können schon dabei helfen

1. Ermutigen Sie sich immer wieder, nur eine Sache gleichzeitig anzupacken, indem Sie sich deutlich machen, dass es die würdevollste und natürlichste Art ist, Dinge zu erledigen. Die Beschäftigung mit jeweils nur einer Tätigkeit zeugt von Achtung sich selbst und der Sache gegenüber und senkt das Stresserleben. Wenn es doch einmal unumgänglich erscheint, mehrere Dinge gleichzeitig in Angriff zu nehmen, würdigen Sie sich für die damit verbundene zusätzliche Anstrengung und sorgen Sie für anschließende Entlastung.

2. Jeder Tag bringt unvorhersehbare Ereignisse mit sich, und die Dynamik des Lebens legt uns nahe, immer wieder Freiräume für spontane Reaktionen »einzukal-

kulieren« und Luft für unerwartete Nachrichten oder Anfragen zu lassen. Um etwas Flexibilität zu behalten, hat es sich bewährt, mindestens 20 % des Tages unverplant zu lassen.

3. Das sofortige Beantworten eingehender Nachrichten kann unnötig Zeit und Energie kosten, da wir uns anschließend immer wieder neu auf die zuvor unterbrochene Tätigkeit einstellen müssen. Richten Sie »Zeitfenster« für das Beantworten von E-Mails ein – kein Mensch kann erwarten, dass Sie immer auf alles sofort reagieren.

4. Planen Sie internetfreie Zonen ein, z. B. abends ab 21 Uhr. Viele Menschen – mich eingeschlossen – verspüren oft den Impuls, abends noch berufliche Korrespondenz »abzuarbeiten«. Das leere Postfach erweist sich jedoch als mehrköpfige Hydra: am nächsten Morgen trifft man wieder genauso viele Nachrichten an wie am Abend zuvor, da die neuen E-Mails inzwischen schon wieder beantwortet wurden. Wie wichtig ist Ihnen die Beschleunigung des Nachrichtenaustausches? Lohnt sich Ihr Einsatz dafür?

5. Richten Sie sich kleine »Achtsamkeitsglocken« ein, z. B. das Klingeln des Telefons oder das Signal für eingehende E-Mails. Sie können sich auch ein Symbol als Erinnerung auf den Tisch legen oder das Starten des Computers, die Fahrt im Aufzug zum Arbeitsplatz o. ä. als Moment zum Innehalten nutzen: Konzentrieren Sie sich ein paar Atemzüge lang auf den gegenwärtigen Augenblick. Es gibt nichts zu tun, jedenfalls in dieser Minute nicht.

6. Verwandeln Sie Ihre To-do-Listen anschließend in »Done-Listen«: Streichen Sie die erledigten Vorsätze mit rotem

Filzstift gut sichtbar durch oder schreiben Sie die Vorsätze mit Bleistift auf und überschreiben Sie das Erledigte mit fröhlichen Farben. Ergänzen Sie auch zusätzlich erledigte, ungeplante Aufgaben auf Ihrer Done-Liste: Wenn wir nicht nur sehen, was vor uns liegt, sondern uns auch bewusst machen, was wir schon geschafft haben, werden wir automatisch auch zufriedener.

Wenn Sie Ihre Entdeckungstour für mehr Gegenwärtigkeit systematisch angehen möchten, können Sie die folgende Übung ausprobieren:

Nehmen Sie sich in der kommenden Woche beim Aufstehen jeden Tag eine Tätigkeit vor, der Sie Ihre volle Aufmerksamkeit schenken möchten. Das kann der Genuss eines Eises in der Mittagspause sein oder das Duschen am Abend, ein Spaziergang im Park oder das Zubereiten von Pfannkuchen. Wichtig ist nur, dass Sie sich dabei aufs Hier und Jetzt ausrichten. Kommen Gedanken an andere Dinge, bringen Sie sich freundlich wieder zurück und nehmen Sie wahr, was Sie sehen, hören, riechen, tasten können.

Die Natur als Tor zur Gegenwart

»Ich glaube, dass ein Grashalm nicht geringer ist
als ein Tageslauf der Gestirne;
Und die Ameise ist ebenso vollkommen,
ein Sandkorn und des Zaunkönigs Ei.
Und die Baumkröte ist ein Meisterstück
vor dem Auge des Allerhöchsten;
Und die Brombeerranken könnten die
Hallen des Himmels schmücken.«

(Walt Whitman)

Vielen Menschen eröffnet die Natur in besonderer Weise einen Zugang zur Gegenwart. Im Rhythmus von Tag und Nacht, Jahreszeiten, Geboren werden und Sterben finden wir einen Widerhall des eigenen Erlebens. »Die Rotation der Atome und unsere Blutzirkulation, der Saft der Pflanzen und die Gezeiten des Meeres, die Drehung der Sterne in den Galaxien und die Bewegung der Galaxien selbst, alles bewegt sich im gleichen Rhythmus, alles ist ein Lobgesang des Kosmos«, sagt der lateinamerikanische Dichter Ernesto Cardenal.

Gleichzeitig spricht uns etwas in der Natur an, was über unser Selbst hinaus ragt: Nirgendwo sonst wird das Mysterium des Lebens so spürbar wie in der Natur, wo wir über die schöpferische Kraft staunen, die sich in den Dingen offenbart. In der Beobachtung der Pflanzen und Tiere können wir eine Hingabe an das Leben entdecken, die berühren und Mut schenken mag; vielleicht erfahren wir ein Gefühl der Verbundenheit mit den anderen Wesen, die letztlich den gleichen Daseinsbedingungen unterliegen wie wir.

Die Symbolik, die sich in den Dingen offenbart, kann uns helfen, uns auf das Wesentliche auszurichten: die majestätische Schönheit eines Berges, die Klarheit eines Gebirgsbaches, die unermüdliche Kraft des Meeres oder das Leuchten einer Frühlingsblume im Morgentau.

Manche Menschen spricht es an, sich diese Qualitäten vor dem inneren Auge vorzustellen – selbst dann, wenn sie gerade nicht in der Natur sein könne –, um sich auch mit ihren eigenen inneren Ressourcen von Würde, Wahrhaftigkeit, Energie oder Lebendigkeit zu verbinden.

Andere können sich einfacher auf die Gegenwart einlassen, wenn sie sich in der Natur bewegen: In dem Augenblick, in dem wir in Kontakt mit der Natur sind, sind wir ganz im Hier und Jetzt angekommen. Vielleicht gibt es Plätze in der Natur, an denen es Ihnen leichtfällt, die Übungen in den folgenden Kapiteln umzusetzen, weil Sie sich in ihrer Atmosphäre geborgen und aufgehoben fühlen oder vielleicht auch einen Widerhall Ihres eigenen Erlebens wahrnehmen.

Spaziergang mit allen Sinnen

Vielleicht möchten Sie bei Ihrem nächsten Spaziergang durch die Natur allen Sinnen einmal ganz bewusst Aufmerksamkeit schenken. Achten Sie zunächst etwa eine halbe Minute genau darauf, was es zu sehen gibt: unterschiedliche Farbschattierungen, das Wechselspiel aus Licht und Schatten, Muster, Konturen. Widmen Sie dann dem Hören bewusste Aufmerksamkeit: etwa Vögeln am Himmel, dem Rascheln der Blätter im Wind oder den Geräuschen, die Ihre Fußsohlen auf dem weichen Boden machen. Was können Sie fühlen? Vielleicht den leichten Luftzug in Ihrem Gesicht, die Wärme der Sonne, die Berührung durch Regentropfen oder den Untergrund? Welche Gerüche gibt es wahrzunehmen und welchen Geschmack? Schenken Sie jeder Sinnesempfindung zumindest eine halbe Minute volle Aufmerksamkeit – vielleicht möchten Sie auch bei der einen oder anderen Sinnesqualität länger verweilen. Tauchen Gedanken auf, registrieren Sie diese einfach mit Freundlichkeit und bringen Sie Ihre Aufmerksamkeit wieder in die Außenwelt zurück – wieder und wieder.

Aber muss ich nicht auf der Hut sein?

Häufig befinden wir uns auch deswegen permanent in Grübelschleifen, weil wir – bewusst oder unbewusst – annehmen, dass das Leben voller Gefahren steckt. Eine Patientin erzählte einmal, dass sie sich töricht findet, wenn sie nur ihre Tasse Kaffee genießt. Sie berichtete, sich schutzlos und unruhig zu fühlen, wenn sie nicht gleichzeitig die schwierigen Aspekte ihres Lebens im Auge behält und aktuelle Probleme bedenkt. Sie fühle sich dann wie ein Reh, das arglos auf einer Lichtung grast, während es bereits von dem wenige Meter entfernt kauernden Jäger ins Visier genommen wird.

Auch wenn wir nun zumeist in sichereren Zeiten leben, entgehen uns häufig kostbare Augenblicke, weil wir glauben, erst etwas leisten zu müssen oder absolut in Sicherheit sein zu müssen, bis wir etwas wirklich genießen dürfen. In diesem Zusammenhang wird manchmal die Geschichte eines alten Zenmeisters erzählt, der beim Spazierengehen einen Abgrund hinabstürzte. Nach ein paar Metern des freien Falls konnte er sich gerade noch an einer Wurzel festklammern, doch das Erdreich drohte bereits abzubrechen. Während er sich mit letzter Kraft an der Wurzel hielt, erblickte er direkt vor seinen Augen eine kleine Walderdbeere, die in der Sonne leuchtete. Beglückt beugte er sich nach vorne und umschloss sie mit den Lippen, bevor er sie genussvoll hinunterschluckte.

Den wenigsten von uns gelingt es sicher in solch einer lebensbedrohlichen Situation, hingebungsvoll eine Walderdbeere zu verspeisen. Wir können jedoch lernen, positiven Aspekten bewusster Aufmerksamkeit zu schenken, selbst wenn sie nur wie kleine Inseln in einem Meer von Schwierigkeiten erscheinen. Oder, anders ausgedrückt, können wir unsere Rolle des Kammerjägers, der schlechte Ereignisse verfolgt, immer wieder gegen die eines Rosengärtners für schöne Erfahrungen eintauschen.

In gewisser Weise hängen wir alle über einer Schlucht: Wir wissen, dass wir sterben werden, und es gibt trotz unseres weit entwickelten Gesundheitssystems und verlässlichen Sozialstaates vieles, was wir letztlich nicht kontrollieren können. Andererseits sind wir auch längst nicht so massiv in direkter Gefahr, wie unser Körper und Geist vielleicht meinen, wenn sie Stresshormone ausschütten und ständig in Alarmbereitschaft sind, weil sie sich auf vermeintliche Gefahren im Leben konzentrieren.

Wir können unser Gehirn dabei unterstützen, auch stärker die schönen Erfahrungen »sacken« zu lassen, indem wir sie bewusst zelebrieren. Die folgende Übung können Sie ausprobieren, wenn Sie das nächste Mal eine angenehme Erfahrung machen. Das mag ein Waldspaziergang in der Morgensonne nach durchregneter

Nacht sein, oder es kann sich um die ersten Takte ihres Lieblingsliedes handeln, die Sie sich abends gemütlich auf dem Sofa anhören.

Wenn Sie spüren, dass Sie sich in diesem Augenblick wohlfühlen, »baden« Sie in diesem Erleben, indem Sie offen für alle Sinneswahrnehmungen sind. Was sehen Sie, riechen Sie, hören Sie, spüren Sie, schmecken Sie? Wie fühlt sich das in Ihrem Körper an? Ist es z. B. ein Gefühl von Weite in der Brust, ein angenehmes Prickeln im Bauch oder eine Art Wärme, die Sie im ganzen Körper spüren können? Sie können sich vorstellen, dass Sie alles wie ein Schwamm in sich aufnehmen, während sie ein paar tiefe Atemzüge nehmen. Lassen Sie sich einen Augenblick Zeit und wiegen Sie sich in diesem Gefühl. Vielleicht mögen Sie sich auch so etwas sagen wie: »Das ist ein schöner Moment und ich darf ihn genießen.« Lassen Sie die Erfahrung tief in sich hineinsinken und spüren Sie ihre körperliche Resonanz.

Möglicherweise werden während dieser Übung auch unangenehme Gedanken oder Gefühle auftauchen. Vielleicht fühlen Sie sich unbehaglich, etwas zu zelebrieren, weil Sie ja in diesem Augenblick gar nichts Besonderes vollbringen. Oder es kommt ein Gedanke wie »Das muss ich mir nicht bewusst machen, gerade jetzt läuft doch alles bestens«. Vielleicht fällt Ihnen auch genau während dieser Übung ein, dass Sie noch die Wäsche aufhängen müssen oder vergessen haben, ein wichtiges Telefonat zu erledigen. Oder Sie fragen sich, ob es sich beim letzten Mal nicht noch besser angefühlt hat und überlegen, was Sie ändern sollten.

Seien Sie nachsichtig mit Ihrem Verstand, der ständig zu seiner Lieblingsbeschäftigung zurückkehrt, dem Problemlösen. Er meint es gut mit Ihnen und handelt so, wie er es gewohnt ist, da er es nicht besser weiß.

Nehmen Sie alle skeptischen Gedanken und Empfindungen zur Kenntnis – und spüren Sie dann wieder bewusst nach, was es jetzt, im gegenwärtigen Augenblick zu erleben gibt.

Flora konnte sich zunächst wenig damit anfreunden, die Übung auszuprobieren. Sie war alleinerziehende Mutter von zwei Kindern, hatte einen anstrengenden Job in einem Warenhaus und abends kaum mehr

Energie, etwas Angenehmes für sich zu tun. Sie war überzeugt davon, dass sich kaum Dinge ergeben würden, die sie so richtig genießen könnte. Eines Abends, als sie beim Beantworten von E-Mails fast über dem Laptop einzuschlafen drohte, klingelte es an der Tür. Die Nachbarin, eine Studentin aus dem ersten Stock, bat sie um Unterstützung beim Verschieben einer Kommode. Flora begleitete sie nach unten, auch wenn sie an diesem Abend wenig Lust verspürte, auch noch Möbel zu verrücken. Anschließend bot ihr die Nachbarin Zimtschnecken an und sie saßen beinebaumelnd gemeinsam auf der großen, alten Kommode, während die Nachbarin lachend von ihren vergeblichen Versuchen berichtete, das Ungetüm alleine von der Stelle zu bewegen. Ab und an sah sie Flora mit blitzenden Augen von der Seite an und streckte ihr die Tüte mit den Zimtschnecken entgegen: »Nimm nur, die müssen alle leer werden.« Allmählich begann sich ein Gefühl von Wohlbehagen in Flora auszubreiten. Eigentlich mochte sie Zimtschnecken nicht sonderlich, aber diese hier schmeckten gut. Das Gefühl von Müdigkeit war nicht gerade kleiner geworden, und gleichzeitig genoss sie es, zusammen hier zu sitzen und zu plaudern. In ihrem Brustkorb war ein Gefühl von Weite und Lebendigkeit zu spüren. »Ich sitze hier mit meiner Nachbarin auf der Kommode und esse Zimtschnecken«, dachte sie, »und mir geht's gut. Jetzt und hier, in diesem Moment.«

Mein Gegenüber – Brücke ins Jetzt

Manche dieser Augenblicke ereignen sich spontan, unvermittelt und wenig vorhersehbar, andere sind lange ersehnt und vorbereitet. Nicht selten findet darin eine Begegnung mit einem anderen Menschen statt, und manchmal auch mit ganz anderen Menschen, als wir erwarten würden.

Echter Kontakt zwischen Menschen ist nur im Augenblick möglich; in Gedanken und inneren Bildern an Früheres oder Zukünftiges sind wir alleine. Daran ist zunächst einmal nichts

Schlechtes: der Rückzug in Gedankenwelten bedeutet auch innere Freiheit und die Möglichkeit zur Sammlung. Habe ich etwas für mich durchdacht, kann ich mich einem Menschen, einer Sache womöglich im nächsten Schritt wieder ganz anders nähern. Andererseits kann die Begegnung mit einem Menschen auch eine wunderbare Möglichkeit sein, um aus ungünstigen Gedankenspiralen auszusteigen und im Augenblick anzukommen.

Gelegentlich wird in diesem Zusammenhang eine Geschichte von Tolstoi zitiert. Ein Kaiser bat um Beantwortung von drei Fragen: Welche Zeit ist die beste für jede Sache? Welche Menschen sind die wichtigsten? Welches ist die wichtigste Sache, die man stets tun sollte?

Viele Vorschläge wurden genannt. So reichten die Tipps auf Frage eins von der Erstellung genauer Zeitpläne für die jeweils wichtigsten Angelegenheiten bis zur Befragung von Wahrsagern. Auf Frage zwei wurde eine Vielfalt wichtiger Menschen in bedeutsamen Ämtern wie etwa Priester oder Staatsmänner genannt. Und zu Frage drei verwiesen die einen auf Wissenschaft, die anderen auf Religion oder die Kriegskunst. Nur ein Einsiedler brachte den König auf die Lösung des Rätsels, nachdem sich dieser in schwierigen Situationen mutig den Anforderungen des Augenblicks gestellt und hilfsbereit gezeigt hatte: »Merke dir: Die wichtigste Zeit ist nur eine: der Augenblick. Nur über ihn haben wir Gewalt. Der wichtigste Mensch ist der, mit dem uns der Augenblick zusammenführt. Denn niemand kann wissen, ob wir es noch jemals mit einem anderen zu tun haben werden. Das wichtigste Werk ist, gut zu ihm zu sein – denn das ist der Sinn unseres Daseins.«

Diese Geschichte enthält eine große Wahrheit – und doch geht genau dieses Wissen um unsere Bestimmung, nämlich den Moment auszukosten und füreinander da zu sein, so oft in den Wogen des Alltags unter.

Depressionen erschweren häufig den Weg ins Hier und Jetzt. So schön es auch sein kann, unvermittelt einen Bekannten zu treffen und über ein paar gewechselte Worte Abstand von Sorgen oder fruchtlosen Gedanken an Vergangenes zu gewinnen, so belastend kann es in schwierigen Phasen sein, sich umgeben von anderen Menschen in einer unsichtbaren Käseglocke aus Selbstvorwürfen oder düsteren Befürchtungen gefangen zu fühlen. Oftmals fällt es in solchen Momenten nur Außenstehenden auf, wenn wir keinen Blickkontakt aufnehmen, zusammengesunken auf dem Stuhl sitzen oder unsere Wünsche gar nicht äußern.

Solange wir mit unseren Köpfen »woanders« sind, können wir nicht viel ausrichten – wir nehmen ja nicht wahr, dass wir in unseren Körpern gerade nicht zu Hause sind, sonst wären wir präsent. Der griechisch-armenische Schriftsteller und Esoteriker Gurdjeff soll einmal angemerkt haben, dass Wachträume eigentlich gefährlicher sind als Schlafträume, denn bei letzteren sind wir wenigstens sicher im Bett. Selbst beim Träumen können wir uns aber darüber bewusst werden, dass wir träumen – man nennt das »luzides Träumen«. Genau das ist auch am Tag trainierbar: Wir sind abgeschweift und bemerken zunächst einmal im Hintergrund, *dass* wir abgeschweift sind. In diesem Augenblick können wir uns innerlich auf die Schulter klopfen, da wir unser Weggleiten bemerkt haben, wenn auch vielleicht nur für eine Sekunde lang. Als Nächstes können wir eine Absicht fassen: Wir möchten uns auf unser Gegenüber konzentrieren, seine Stimme, seinen Blick, seine Mimik, auf das, was er sagt. So oft wir merken, dass wir abschweifen, erneuern wir unsere Absicht und nehmen Kontakt auf. Das mag erst mühsam sein, vielleicht unmöglich scheinen. Mit der Zeit gelingt das Zurückkehren jedoch immer besser.

Gemeinsame Gegenwart in schwierigen Beziehungen

Gelingt es uns, unseren Gesprächspartner tatsächlich mit Offenheit wahrzunehmen, erweitern wir gleichzeitig den inneren Raum, um in angemessener Art und Weise reagieren zu können. Nicht selten haben Menschen in Phasen der Niedergeschlagenheit auch mit konfliktbelasteten Beziehungen zu kämpfen, die das Stimmungstief mitbedingt haben können oder vielleicht durch dieses in Mitleidenschaft gezogen sind.

Franziska litt sehr unter der Beziehung zu ihrem Mann. Sie empfand ihn als rechthaberisch und dominant, da er meistens etwas an ihr auszusetzen hatte, wenn er von der Arbeit nach Hause kam. Franziska versuchte, verschiedene Strategien einzuüben, um sich gegen seine vorwurfsvolle Art zur Wehr zu setzen. Das gelang ihr auch zunehmend besser, indem sie ihn etwa zu einem anderen Tonfall aufforderte, ihm ihre eigene Zufriedenheit mit ihren Tätigkeiten entgegensetzte oder bei seinen Angriffen den Raum verließ. Dennoch spürte sie einen unterschwelligen Groll, der sich schließlich auch in ruhigen Situationen ausbreitete. Eines Morgens beim Frühstück fühlte sie sich so angespannt und gereizt, dass sie sich nicht mehr anders zu helfen wusste, als sich auf ihren Atem zu konzentrieren. Das half ihr, innerlich ein wenig Raum zu gewinnen, aber sie fühlte sich dabei isoliert von ihrem Mann und empfand weiterhin Wut. Plötzlich kam ihr die Idee, den Atem ihres Mannes zu beobachten. Sie sah eine Weile auf seine Schultern, die sich leicht hoben und senkten, betrachtete eine Zeit lang das Weiten seines Brustkorbs beim Einatmen und sein kaum merkliches Zusammensinken beim Ausatmen und plötzlich veränderte sich etwas. Obschon sie es natürlich theoretisch immer schon wusste, spürte sie in diesem Moment sehr deutlich, dass ihr Mann ebenso ein Mensch war wie sie, mit dem sie viel mehr verband als trennte. Ein Mensch, den niemand gefragt hatte, ob er auf diese Erde geschickt werden wollte, und von dem in 100 Jahren nicht viel übrig sein würde. Ein Mensch mit Hoffnungen und Ängsten, mit Lieblingsspeisen und Schlafbedürfnis, Momenten der Freude und der Traurigkeit. Ein Mensch, der ärgerlich und unsicher werden kann und der sich als Baby beruhigen ließ, wenn man ihn sanft im Arm wiegte. Franziska half dieses Gefühl, ihren Mann anders wahrzunehmen. Sie empfand immer noch Wut, und gleichzeitig erlebte sie eine Verbundenheit, die es ihr ermöglichte, wieder auf ihn zuzugehen und gemeinsam nach guten Umgangsmöglichkeiten zu suchen. Zum ersten Mal seit langer Zeit verspürte sie in sich den Wunsch und den Mut, ein gemeinsames Gespräch über die aktuellen Schwierigkeiten vorzuschlagen, das sie zu vereinbarter Zeit unter guten Rahmenbedingungen umsetzen wollte.

Auch wenn wir natürlich grundsätzlich alle um die »Menschlichkeit« unseres Gegenübers wissen, kann es manchmal hilfreich sein, den anderen bewusst wahrzunehmen, so wie es Franziska über die Konzentration auf den Atem gelungen ist. Das Gefühl menschlicher Verbundenheit kann eine große Unterstützung sein, um sich aus ungünstigen Verhaltensmustern, negativen Zuschreibungen oder einfach nur dem Würgegriff belastender Emotionen zu lösen. Manchmal hilft dieser Schritt schon etwas, um innerlich Raum zu schaffen und hilfreiche Reaktionen zu entdecken.

Andere Menschen mögen andere Wege hierfür entwickeln. Matthias fühlte sich beispielsweise von den jahrelangen Streitgesprächen mit seiner Partnerin so zermürbt, dass er es lange Zeit gar nicht mehr gewagt hatte, das Gespräch mit ihr zu suchen. Die Ehepartner versuchten, den Familienalltag zu managen und praktische Angelegenheiten zu koordinieren, doch ein Dialog über Beziehungsthemen schien fast unmöglich. Hier half den beiden eines Tages die Entscheidung, sich regelmäßig in achtsamem Zuhören zu üben. Seine Frau Ella nannte die Übung die «goldenen zehn Minuten«. Sie ist in ähnlicher Form u.a. auch bei Steve de Shazer zu finden, einem bekannten Therapeuten für Kurzzeitpsychotherapie.

Suchen Sie sich gemeinsam mit Ihrem Gesprächspartner einen Ort, an dem Sie für eine Weile ungestört sind. Stellen Sie am besten für beide sichtbar einen Wecker auf. Ein Partner hat zuerst die »goldenen zehn Minuten«, in denen er alles äußern darf, was ihn gerade im Rahmen der Beziehung beschäftigt. Der andere Partner versucht, aufmerksam zuzuhören, ohne zusammenzufassen oder zu kommentieren, was der andere äußert. Dabei hält er Blickkontakt, achtet auf Mimik und Gestik des anderen und versucht möglichst unvoreingenommen zu verstehen, um was es dem anderen geht. Wenn der Wecker klingelt, schweigen beide etwa für eine Minute und lassen das Gesagte auf sich wirken. Anschließend werden die Rollen ge-

tauscht. Dabei kann die redende Person auf das Gesagte Bezug nehmen oder etwas anderes erzählen, was ihr gerade auf dem Herzen liegt.

Bei Bedarf und genügend Zeit kann ein weiterer Durchgang angeschlossen werden. Meiner Erfahrung nach kann es jedoch schon hilfreich sein, wenn man sich einmal pro Woche für nur einen Durchgang zusammensetzt. Auch wenn man sich dabei (noch) nicht aktiv auf die Suche nach Lösungswegen macht, kann die Übung erstaunliche Entlastung bringen, das Verständnis für den anderen vertiefen und die Nähe zwischen den Partnern vergrößern.

Unser Atem – der unermüdliche Begleiter

Was auch immer wir tun, welche Stimmung uns auch befällt – es gibt einen, der uns immer zur Seite steht und neue Energie einhaucht: unser eigener Atem. Sind wir beim Atem, sind wir in der Gegenwart. Er ist unser Verbündeter auf dem Weg zu unserer inneren Stärke.

Der Atem stellt ein spannendes Phänomen dar, da er ganz von alleine »funktioniert« und gleichzeitig bis zu einem gewissen Grad willentlich steuerbar ist. Das erleichtert uns die Beschäftigung mit dem Atem aber nicht immer. Wenden wir uns ihm zu, haben wir oft den Anspruch, ihn zu beeinflussen. Er ist uns zu flach oder zu schnell, zu stockend oder zu beengt, und wir versuchen schnell, ihn zu verändern.

In einer Meditationssitzung hat Jon Kabat-Zinn die Wahrnehmung des Atems einmal mit der Beobachtung eines scheuen Tieres verglichen, das sich auf einer Waldlichtung in der Sonne ausruht. Das finde ich ein sehr schönes Bild, da es auch gleichzeitig Behutsamkeit und Achtung vor den Regungen unseres Körpers zum Ausdruck bringt: wir müssen nicht alles manipulieren, sondern dürfen auch einfach Zuschauer sein.

Achten Sie einmal darauf, wie unterschiedlich der Atem fließt, je nachdem, was wir gerade tun: Ob wir auf einer Leiter stehen, um Fenster zu putzen, versuchen, noch die Straßenbahn zu erwischen, oder abends vor dem Fernseher sitzen.

Was geschieht, wenn wir dem Atem Aufmerksamkeit schenken? Der Atem bringt uns immer wieder in die Gegenwart zurück wie das Aufschlagen der Augen am Morgen. Jeder Atemzug findet nur jeweils jetzt im gegenwärtigen Moment statt, jeder Atemzug ist einmalig.

Wenn es Ihnen so geht wie den meisten Menschen, werden Sie bei der Betrachtung des Atems zunächst dazu neigen, in Gedanken abzuschweifen. Es ist so, als würde unser Verstand melden: »Ach, das ist der Atem – kenn' ich schon«, und sich dann wieder seinem Gedankendschungel zuwenden. Das ist nicht weiter tragisch, wenn wir unseren Verstand daraufhin sanft und bestimmt zurückholen. Mitunter mögen wir uns dabei fühlen, als seien wir mit einem jungen Hund unterwegs, der mal hierhin, mal dorthin springt. Vielleicht geht es uns auch so wie mit einem quirligen Kleinkind, das ständig neue Pfade entdeckt und häufig verschwunden ist, bevor wir seine Eskapaden bemerken. Dann kann es notwendig sein, dass wir unseren Verstand immer wieder freundlich an die Hand nehmen, so wie wir als liebender Elternteil unser Kind auf den eingeschlagenen Weg zurückführen würden.

Mit der Zeit fällt die Konzentration auf den Atem jedoch leichter. Wir nehmen das Einatmen wahr, wir nehmen das Ausatmen wahr und wir nehmen die kleine Pause dazwischen wahr. Wie aber kann die Betrachtung des Atems bei Niedergeschlagenheit und Grübelattacken helfen? Die Konzentration auf den Atem ist wie eine kleine Zäsur – buchstäblich eine »Verschnaufpause«. Ganz gleich, was mich beschäftigen mag: der Atem steht mir immer zur Verfügung, um mir zunächst einmal Raum zu verschaffen. Natürlich sind anschließend nicht alle Schwierigkeiten gelöst, aber ich kann mich neu ausrichten, das Ganze mit etwas Abstand betrachten und vielleicht sortieren, um was es gerade wirklich geht.

Im Folgenden möchte ich Ihnen zwei Übungen zum Ausprobieren vorschlagen. Bei beiden Übungen ist es von Vorteil, wenn man sie mehrere Male über einen längeren Zeitraum durchführt. Die erste Übung ist sehr kurz und dauert kaum länger als eine Minute. Sie lässt sich daher ähnlich wie Zähneputzen in den Tagesablauf integrieren, z. B. morgens direkt nach dem Aufwachen oder abends vor dem Einschlafen. In unserer Familie konzentrieren wir uns vor den Hauptmahlzeiten etwa eine Minute lang auf den Atem und die Stille, indem ein Kind immer der »Gongmeister« ist und mit der Klangschale einen Ton anschlägt. Dann sitzen alle schweigend da, bis der Ton verklungen ist. Meistens wird vor dem Gong ausgiebig diskutiert, wer gerade »dran« ist, und auch nach der Gongminute steigt der Geräuschpegel wieder deutlich an, aber die Zeit der Stille vor dem Essen wird von Erwachsenen und Kindern als kostbar erlebt.

Kurzbesuch beim Atem

Diese Übung können Sie im Sitzen, Liegen oder Gehen durchführen, ganz gleich, wo Sie sich gerade befinden. Werden Sie sich der Tatsache bewusst, dass Sie atmen und schenken Sie Ihrem Atem fünf Atemzüge lang Ihre Aufmerksamkeit. Wenn es Ihnen leichter fällt, sich zu konzentrieren, können Sie die Atemzüge auch zählen. Sagen Sie sich innerlich »eins«, während Sie einatmen, und »eins«, während Sie ausatmen; anschließend »zwei« beim Einatmen und Ausatmen usw. Spüren Sie, wie der Impuls zum Atmen ganz von selbst kommt, werden Sie Zuschauer Ihres Atems. Wenn Gedanken an andere Dinge kommen – was ganz normal ist –, bringen Sie die Aufmerksamkeit einfach immer wieder sanft zum Atem zurück.

Anfangs können Sie sich auch an die kurze Atemübung erinnern, indem Sie kleine Zeichen in der Wohnung oder am Arbeitsplatz platzieren, z. B. bestimmte Stellen mit kleinen Sternenaufklebern versehen oder Kärtchen mit Symbolen hinterlegen.

Die zweite Übung eignet sich für eine intensivere Beschäftigung mit dem Atem.

Atemmeditation

Suchen Sie sich zunächst einen Ort, an dem Sie für eine Weile in Ruhe bleiben können. Sie können sich z. B. im Schneidersitz auf den Boden setzen oder so auf einem Stuhl Platz nehmen, dass beide Füße festen Kontakt mit dem Boden haben. Versuchen Sie, eine entspannte und gleichzeitig würdevolle Haltung einzunehmen. Dafür kann es hilfreich sein, den Rücken nicht anzulehnen. Sie müssen sich jedoch nicht zu sehr anstrengen. Erlauben Sie sich, Spannungen im Gesicht, im Schulter- und Nackenbereich oder in den Händen loszulassen. Sie können sich auch innerlich dafür würdigen, dass Sie sich die Zeit genommen haben, eine Weile innezuhalten. Schließen Sie die Augen sanft oder richten Sie sie auf eine Stelle am Boden. Lenken Sie dann allmählich Ihr Gewahrsein auf den Atem. Wo können Sie den Atem in diesem Moment am besten wahrnehmen? Im Bauchbereich, wo sich die Bauchdecke bei jedem Atemzug langsam hebt und senkt? Im Brustraum, der sich bei jedem Atemzug weitet? Oder in der Nasenregion, wo die Luft kühl einströmt und etwas wärmer wieder ausströmt? Verweilen Sie eine Weile mit der Aufmerksamkeit in diesem Bereich des Körpers. Seien Sie beim Einatmen, seien Sie beim Ausatmen und seien Sie auch bei der kleinen Pause dazwischen. Wie fühlt sich dieser Moment an? Spüren Sie den Impuls, wieder einzuatmen. Nehmen Sie wahr, wie der Körper wieder frische Luft einströmen lässt. Was geschieht beim Übergang zwischen Ein- und Ausatmen? Fühlen Sie, mit welchen Empfindungen das Ausatmen verbunden ist. Wann immer Sie merken, dass Sie in Gedanken abschweifen, bringen Sie die Aufmerksamkeit einfach wieder freundlich zum Atem zurück. Sie können sich vorstellen, dass Sie ein Forscher oder eine Forscherin sind und die Empfindungen des

Atems zum allerersten Mal mit Neugier und wachem Interesse erkunden. Allmählich können Sie auch den Fokus der Aufmerksamkeit auf den gesamten Körper ausweiten. Können Sie spüren, wie er sich beim Einatmen sanft ausdehnt, der frischen Luft Raum gibt und anschließend wieder zusammensinkt? Verweilen Sie bei dieser gleichmäßigen, ruhigen Wellenbewegung eine Weile … Sie brauchen nichts tun. Lassen Sie einfach alles geschehen.

Nehmen Sie dann noch etwa drei Atemzüge bewusst wahr und wandern Sie dann mit der Aufmerksamkeit allmählich in den Raum zurück, indem Sie die Augen öffnen. Geben Sie sich Zeit, die Eindrücke der Übung noch ein wenig in sich nachwirken zu lassen. Vielleicht möchten Sie die Ruhe und die Empfindungen, die Ihnen während der Übung begegnet sind, in die nächsten Momente des Tages mitnehmen. Wenn Sie einen Bewegungsimpuls wahrnehmen – etwa sich zu strecken oder die Hände und Füße gegeneinander zu reiben –, geben Sie ihm nach.

Schon seit Jahrtausenden wenden Menschen Atemmeditation an, um sich zu sammeln und den Geist zu beruhigen. Die Übung kann anfangs ungewohnt sein; mit der Zeit hat sie jedoch in der Regel eine angenehme Wirkung. Manchmal kann es sich anfühlen, als würden wir für einige Minuten Erfrischung aus einer Quelle tief in unserem Inneren schöpfen, die uns grundsätzlich immer zur Verfügung steht. Die Atemübung kann uns tatsächlich helfen, seelisch ins Gleichgewicht zu kommen und gelassener mit den Wogen des Alltags umzugehen.

Manchmal ist es gerade bei den längeren Übungen hilfreich, wenn man sich zu zweit oder zu mehreren Personen zum Üben zusammentut. Das kann im Rahmen einer regelmäßigen Gruppe sein – etwa indem man einen MBSR- oder einen MBCT-Kurs besucht – oder gemeinsam mit einem Familienmitglied oder einem Freund erfolgen.

KAPITEL 5

Lebendigkeit über die Sinne

»Nur durch das Tor der Sinne zieht die Welt in das Gemüt eines Menschen ein.«

(William Thierry Prayer)

Welches sind die allerersten Erfahrungen, an die wir uns erinnern können? Ein Gefühl von Gehaltenwerden? Der Geruch der Mutter, des Vaters? Bestimmte Farben? Die Empfindung von Begrenzung, Zugedecktsein? Der von Müdigkeit überschwere Kopf, der an der Brust der Mutter ruht? Das erhebende Gefühl auf den Schultern des Vaters, wenn die Zimmerdecke in berührbare Nähe rückt? Der Klang wichtiger Stimmen in der Umgebung? Die Augen der Mutter?

Unser Weg in die Welt

Die Welt erschließt sich uns über die Sinne, und das schon ganz früh. Noch bevor Gedanken den Kopf durchströmen oder sich uns die ganze Palette an Gefühlen erschließt, sind wir über unsere Sinne mit der Welt in Kontakt.

Die Wahrnehmung über die Sinne wird vielleicht auch das Letzte sein, das Bedeutung hat: die Empfindung von Wärme oder Kälte, Helligkeit, die Berührung einer Hand, Geräusche im Raum.

Sehen, Hören, Riechen, Schmecken, Tasten sind wunderbare Dinge. Fünf Geschenke, mit denen wir jeden Morgen aufwachen. Das weiche Kissen, auf dem wir liegen, der Geruch von frischem Kaffee, die glatte Wand der Tasse, der Geschmack von frischem Brot, das satte Klicken des Taschenverschlusses, die warme Hülle des Mantels, die aufgehende Sonne am Horizont – bereits über die erste Stunde des Tages ließen sich seitenweise Sinneseindrücke aufschreiben.

Oftmals jedoch ordnen wir Dinge in Kategorien ein und setzen innerlich ein Häkchen darunter: Was wir betrachten, ist aus anderen Zusammenhängen längst bekannt und wird automatisch mit weniger Aufmerksamkeit und Interesse bedacht. Allerdings übersehen wir mit diesem ökonomischen Vorgehen oft, dass jeder Sinneseindruck einzigartig ist. Wir nehmen etwas wahr, kleben mit unserem Verstand ein Etikett darauf und machen uns Gedanken darüber oder wechseln innerlich zu einem anderen Thema: Da ist Raureif auf der Wiese – habe ich noch einen funktionsfähigen Scheibenkratzer im Auto? Der Tee schmeckt ein wenig nach Ingwer – ih, ich mag aber keinen Ingwer! Es ist ein wenig, als marschierten wir häufig auf einer Linie, ohne unsere Wahrnehmungen in der Tiefe auszukosten.

Eine schöne Möglichkeit, sich auf die Wahrnehmung des Augenblicks zu »be-sinnen« ist die berühmte »Rosinenübung« aus der achtsamkeitsbasierten Stressreduktion (»mindfulness based stress reduction«, MBSR) nach Jon Kabat-Zinn. Anstelle von Rosinen kann man für diese Übung auch andere essbare Dinge wie z. B. ein Stück Brot, eine kleine Praline oder ein Mandarinenschnitz verwenden.

Suchen Sie sich einen ruhigen Moment, in dem Sie ganz ungestört sind. Nehmen Sie zunächst das Objekt (die Rosine, die Schokolade etc.) in die Hand und betrachten Sie es, als würden Sie es zum allerersten Mal in Ihrem Leben sehen. Drehen und wenden Sie es ein wenig. Wenn Sie möchten, halten Sie es gegen das Licht. Spüren Sie das Gewicht des Objektes in der Hand. Wie fühlt es sich an? Gibt es vielleicht rauere und weichere Bereiche? Halten Sie es ans Ohr: Ist ein Geräusch zu hören, wenn Sie sanft über das Objekt reiben? Was für einen Geruch können Sie wahrnehmen, wenn Sie es an die Nase halten? Führen Sie es dann langsam an den Mund und spüren Sie, was geschieht. Vielleicht öffnen sich die Lippen schon ganz von selbst, um das Objekt zu empfangen. Möglicherweise nehmen Sie auch eine Veränderung des Speichelflusses wahr. Achten Sie darauf, wie es sich anfühlt, wenn Ihr Mund das Objekt empfängt. Spüren Sie, ob sich bereits etwas Geschmack entfaltet, bevor Sie kauen. Und nehmen Sie genau wahr, was geschieht, während Sie dann ganz allmählich kauen. Vielleicht kommt irgendwann der Impuls zum Schlucken – achten Sie darauf, bevor Sie ihm tatsächlich nachgeben. Begleiten Sie das Objekt mit der Aufmerksamkeit bei seinem Weg durch die Speiseröhre. Und spüren Sie abschließend, wie es sich anfühlt: der gleiche Körper wie einige Minuten zuvor, um dieses Objekt reicher.

Wenn wir diese Übung in Gruppen durchführen, werden ganz unterschiedliche Eindrücke berichtet. Viele sind erstaunt darüber, welche Tiefe die Wahrnehmung gewinnt, wenn wir uns wirklich auf eine Sache konzentrieren. Manche drücken ihre Verwunderung darüber aus, dass sie plötzlich so viele Details entdecken, die ihnen sonst nie aufgefallen sind, z. B. das faltige Relief der Rosine. Andere berichten, wie schnell sich Bewertungen in die Erfahrung schleichen (z. B. »Das ist ja eine alberne Aufgabe«, »Ich kaue bestimmt zu schnell«), oder dass sie von Gedanken davongetragen werden wie etwa: »Wann könnte ich mal wieder Käsekuchen mit Rosinen backen?« Solche Dinge geschehen ja auch im Alltag häufig: Wir schöpfen den Augenblick mit all seinen Eindrücken gar nicht ganz aus, weil wir immer wieder in Gedanken abdriften. Vereinzelt können jedoch auch unangenehme Gefühle wie z. B. Ekel hochkommen, wenn mit dem Kauen und Schlucken negative Erfahrungen verbunden sind, die man sonst verdrängt. Das ist nachvollziehbar und es erfordert Mut, sich wieder bewusst – manchmal auch in therapeutischer Begleitung – auf die aktuellen Empfindungen beim Essen einzulassen. Nicht selten sind Teilnehmer überrascht darüber, wie sich die Qualität der Wahrnehmung verändert, wenn sie ganz unbefangen spüren, was geschieht. Eine Teilnehmerin bemerkte einmal, dass sie Rosinen eigentlich nicht leiden könne. Bei dieser Übung sei ihr aufgefallen, welch beeindruckende Geschmacksnuancen in einer kleinen Rosine steckten, und sie habe sie fast lieb gewonnen.

Sinneseindrücke selbst sind eine Art Nahrung für uns. Wenn wir zu wenige Sinneseindrücke aufnehmen, geraten wir in einen Zustand geistiger Mangelernährung. Oft »füttern« wir uns zwar mit Sinnesreizen, aber die Nahrung ist verwässert: Wir nehmen die Sinnesempfindungen gar nicht in voller Intensität auf.

Gewähren wir unseren Sinnen Zugang zu unserem Bewusstsein, können wir jedoch nicht nur den Augenblick mit allen seinen Qualitäten klarer in uns aufnehmen. Wir sind auch weniger anfällig gegenüber Grübelgedanken, wenn wir im Hier und Jetzt verankert sind.

Häufig spricht man von der Depression als »ungelebtes Leben«. Damit ist meist gemeint, dass wir Aktivitäten vermeiden, obwohl sie uns guttun würden, Chancen verpassen, weil wir nicht mutig genug sind, oder Persönlichkeitsanteile nicht weiterentwickeln, weil wir sie nicht ausleben können oder dürfen. In erster Linie bedeutet ungelebtes Leben jedoch noch etwas viel Konkreteres: zu leben, ohne wirklich da zu sein. In der Depression grübeln wir über vermeintliche Fehler in der Vergangenheit oder drohendes Versagen in der Zukunft nach, beißen uns an ungelösten Fragen unseres Lebens fest und nehmen dabei all das, was gerade zu sehen, zu hören, zu fühlen, zu riechen, zu schmecken ist höchstens gedämpft wahr. Dadurch leben wir so, als hätten wir Karten zu einem faszinierenden Theaterstück, säßen während der Vorstellung jedoch die ganze Zeit mit einem dichten Schleier vor dem Gesicht im Zuschauerraum.

Das Fünf-Sinne-Wochenkarussell

»Wir sehen die Dinge nicht, wie sie sind.
Wir sehen sie, wie wir sind.«

(Anaïs Nin)

Um mit den eigenen Sinneserfahrungen in Kontakt zu kommen, bieten sich Übungen an, die sich auf die einzelnen Sinne konzentrieren. Die Anregungen auf den folgenden Seiten haben einen eher spielerischen Charakter: Probieren Sie aus, ob und wann Ihnen der »Sinn« danach steht, mit ihnen zu experimentieren. Da es zunächst einfacher ist, sich einer bestimmten Sinnesqualität voll und ganz zuzuwenden, möchte ich Sie einladen, sich einzelne Tage auszusuchen, an denen Sie jeweils eine Sinnesqualität genauer unter die Lupe nehmen.

Der Tag des Sehens:

Die meisten Eindrücke über die Welt gelangen durch die Augen zu uns. Wir können etwas blitzschnell erblicken, mit den Augen erkunden, anstarren, uns mit den Augen daran »weiden« und durch Nah- oder Ferneinstellung der Linse wahlweise verschwommen oder klar wahrnehmen. Wenn wir morgens die Augen öffnen, warten 130 Millionen Sehzellen darauf, die Lichtreize in elektrische Signale umzuwandeln. Da das Sehen ständig stattfindet, ist es manchmal gar nicht so einfach, sich absichtsvoll darauf einzulassen.

An einem Tag des Sehens können Sie sich bewusst mit Dingen umgeben, die einladen, mit dem Blick zu verweilen: ein schöner Blumenstrauß, ein inspirierender Fotoband, ein Wochenmarkt mit vielen bunten Waren, Naturschauplätze. Wenn Sie möchten, können Sie selbst mit dem Fotoapparat losziehen und reizvolle Motive ablichten, oder Sie können ein Bild malen und mit Farben und Formen experimentieren. Halten Sie mehrmals am Tag inne und achten Sie darauf, was Sie jetzt, genau in diesem Augenblick, wahrnehmen – Helligkeit, Farben, Konturen... Faszinierend kann es auch sein, Vexierbilder zu betrachten (davon finden sich viele im Internet). Das sind Abbildungen, die zwei Interpretationen zulassen, wie zum Beispiel das Bild einer jungen Frau – das kippen kann in das Bild einer alten Hexe.

Vexierbilder machen auf eine schöne Art und Weise deutlich, dass die gleiche Information zu ganz unterschiedlichen Deutungen führen kann. Erkenne ich z. B. bei dem Vexierbild »La vie en rose« die Schuhe links unten, bin ich vielleicht schon ein wenig für das Liebespaar im Inneren der Rose sensibilisiert. Betrachte ich dagegen die Rose als Ganzheit, lässt sich das Innere als weich gekräuselte Blütenblätter wahrnehmen. Es ist wertvoll, sich immer wieder bewusst zu machen, wie sehr unsere Wahrnehmung von Interpretationen und Kategorien geprägt ist, die wir abrufbereit in unserem Kopf haben. Das ist natürlich äußerst praktisch: Wenn wir einen Toaster immer wieder von Neuem nur als rechteckigen Kasten mit Schlitz wahrnehmen würden, könnte es unter Umständen sehr lange dauern, bis wir uns einen Toast zubereitet haben. Gleichzeitig kann es eine sehr bereichernde Erfahrung sein, Dinge einmal völlig unvoreingenommen zu betrachten. Das kann zum Beispiel der Blick aus einem Fenster sein oder das, was Sie auf dem Tisch vor Ihnen erblicken können. *Schauen Sie sich die Dinge einmal so gut wie möglich so an, als würden sie Ihnen zum ersten Mal in Ihrem Leben begegnen: als Symphonien aus Farben, Formen, Helligkeit. Schenken Sie Kleinigkeiten Ihre Aufmerksamkeit und nehmen Sie auch die größeren Muster und Strukturen wahr, ohne die Dinge in gewohnter Weise zu benennen. Lassen Sie die Augen weich über die Gegenstände wandern, ohne sie allzu sehr zu fixieren.* Wie Sie vermutlich bemerkt haben, ist das Sehen ohne Interpretation eine ganz schöne Herausforderung. Wir alle haben eine Art »Wahrnehmungsmuttersprache«, wie eine Kollegin mal sagte, mit der wir früh gelernt haben, die Welt zu kategorisieren. Die eigenen Bewertungssysteme einmal spielerisch fallen zu lassen und alles frisch und unvoreingenommen anzusehen, erfordert daher oft zunächst Übung.

Mit drei Augen-Blicken ins Hier und Jetzt

Doch auch, wenn wir bei unserer gewohnten Sichtweise bleiben, kann uns die Konzentration auf das Sehen helfen, fruchtlose Grübelspiralen zu verlassen oder uns in Zuständen innerer Unruhe und Anspannung neu auszurichten. Die Sorgen oder Unsicherheiten verschwinden möglicherweise nicht, doch sie rücken angesichts der weiteren Perspektive, die wir einnehmen, etwas in den Hintergrund.

Wir können uns die Ausrichtung auf das konkret Sichtbare erleichtern, indem wir unser Gewahrsein nacheinander auf das lenken, was wir *ganz nahe* bei uns sehen, was es im *unmittelbaren* Umfeld zu sehen gibt und was *weiter entfernt* zu entdecken ist.

Tanja, die vor einem Vorstellungsgespräch nervös und angespannt das Haus verließ, hatte den Eindruck, durch diese Schritte mehr in der Gegenwart zu bleiben und sich nicht von inneren Katastrophenszenarien »fortspülen« zu lassen. »Ok«, dachte sie, »da ist Angst vor dem Vorstellungsgespräch und der Gedanke, dass ich wieder abgelehnt werde. Und direkt vor mir sehe ich die Steine auf dem Gehweg, durch deren Ritzen Moos wächst. Weiter vorne kommt ein Schaufenster mit Weihnachtsdekoration. Und dort oben, weit weg am Himmel, sehe ich den Kondensstreifen eines Flugzeugs… Jetzt sehe ich direkt vor mir eine kleine Wasserpfütze. Weiter vorne taucht eine Ampel auf. Und ganz da hinten auf dem Hügel stehen Windräder.

Die Besinnung auf den gegenwärtigen Moment durch die »drei Augen-Blicke« kann eine hilfreiche Gewohnheit werden, um sich immer wieder mit dem aktuellen Geschehen zu verbinden.

Der Tag des Hörens

Hören geschieht immer. Etwa im vierten Schwangerschaftsmonat, wenn sich die kleinen Knorpel des Gehörs verknöchern, kann das Baby im Mutterleib bereits Geräusche wahrnehmen.

Selbst wenn wir schlafen, nehmen wir Geräusche von außen wahr, die wir vielleicht in unsere Träume einweben oder durch die wir erwachen. Aus meiner Zeit in der Hospizarbeit habe ich noch eindrücklich in Erinnerung, wie lange Zeit sterbende Menschen noch durch das Hören in Kontakt mit der Welt sind. Töne können starke Emotionen in uns auslösen, sodass ein Lied aus einer anderen Lebensphase, das unvermittelt im Radio ertönt, eine ganze Zeit wieder lebendig werden lässt. Umgekehrt verblasst die Dramatik einer mit Begleitmusik untermalten Krimiszene deutlich, wenn wir den Ton abstellen. Manches erscheint in besonderer Weise über das Hören zugänglich: Wen der Gedanke an Trost und Geborgenheit angesichts der Gewissheit des Todes befremdet, der fühlt sich vielleicht in Bachs H-Moll-Messe von einer anderen Ahnung beflügelt. Wer seine Wut schwer greifen kann, erlebt möglicherweise einen energischen Song von Billy Talent als Zugang zu seinem Erleben. Und Liebe und Sehnsucht werden in einmaliger Art und Weise durch eine unglaubliche Vielfalt an Liedern gebannt und teilbar gemacht.

An einem Tag des Hörens können Sie sich für einen Moment Zeit nehmen und sich – etwa mit geschlossenen Augen auf dem Sofa sitzend - ganz einem Musikstück widmen, das Sie in besonderer Weise anspricht. Wenn Sie möchten, achten Sie auf zwei verschiedene Dinge: Zum einen die Musik selbst, das An- und Abschwellen der Melodie, den Rhythmus, die Klangfarbe etc. Zum anderen Ihre eigenen inneren Reaktionen auf die Musik. Wie reagiert der Körper auf die unterschiedlichen Passagen? Nehmen Sie bestimmte Gefühle wahr, verändert sich gar die Stimmung?

Sie können auch einige Male am Tag innehalten und genau auf die Geräusche achten, die im aktuellen Augenblick wahrnehmbar sind. Viele Geräusche werden bereits herausgefiltert, bevor sie in unser Bewusstsein gelangen, und es ist oft erstaunlich, was wir alles hören können. Wie oft haben Sie etwa bis jetzt das Geräusch beim Umblättern einer Seite bewusst wahrgenommen, während Sie dieses Buch gelesen haben? Wenn Sie so reagieren wie die meisten Menschen (und das Buch zumindest einigermaßen interessant für Sie ist), haben Sie das Geräusch vermutlich nicht einmal bewusst wahrgenommen, da es keine besondere Bedeutung für Sie hat. Vielleicht möchten Sie ja einmal ausprobieren, den nächsten zwei bis drei Seiten beim Umblättern »zuzuhören«. Auch hier geht es natürlich wieder nicht darum, alles bestmöglich zu erfassen, sondern spielerisch mit einer offenen, wachen Aufmerksamkeitslenkung auf äußere Eindrücke zu experimentieren. Wenn Sie möchten, können Sie auch die folgende »Antennenübung« ausprobieren:

Nehmen Sie an einer vertrauten Stelle in Ihrer Wohnung, in der Natur oder an einem anderen Ort Platz, an dem Sie für eine Weile ungestört sind. Schließen Sie die Augen und spüren Sie den Kontakt des Körpers mit der Sitzfläche und mit dem Boden. Stellen Sie sich dann vor, Sie sind eine Antenne, die alle Geräusche in der Umgebung aufmerksam wahrnimmt. Sie brauchen gar nichts weiter zu tun, als zu registrieren, welche »Hörnahrung« Ihnen Ihr Umfeld liefert. Welche Geräusche dringen zuerst ins Gewahrsein? Welche Geräusche gibt es sonst noch zu hören? Gibt es entferntere Geräusche? Gibt es Geräusche, die aus größerer Nähe entstehen? Gibt es Geräusche aus dem Inneren des Körpers? Wenn Sie möchten, und es Ihnen erleichtert, aufmerksam zu sein, können Sie den Geräuschen kurz einen Namen geben: »Aha, ich höre den Kühlschrank summen … Hm, und da ist das Geräusch meines Atems … Ok, da rauscht ein Auto leise vorbei … Nebenan wird eine Tür zugeschlagen… Ganz leise tickt meine Uhr …« Alternativ können Sie auch die Geräusche ähnlich wie die Seheindrücke zuvor als pure Phänomene wahrnehmen, als Muster aus Lautstärken, Tonhöhen und Klängen, ohne ihnen Namen zu geben. Achten Sie auch auf die Stille zwischen den Geräuschen. Selbst in größter Stille ist ein feines Knistern hörbar, das aus der Reibung der Luftmoleküle resultiert. Öffnen Sie dann langsam die Augen und beziehen Sie auch wieder die anderen Sinne in den Fokus der Aufmerksamkeit mit ein.

Manche Achtsamkeitslehrer betonen die Analogie zwischen dem Hören und dem Denken: So wie wir das Auftauchen und Abebben von Geräuschen registrieren, können wir auch Gedanken wahrnehmen und wieder vorbeiziehen lassen. Letztlich unterliegen aufkommenden Gedanken genauso wenig unserem Willen wie Geräusche. Wenn wir üben, Geräusche mit Offenheit wahrzunehmen und vorübergehen zu lassen, kann uns das helfen, diese Haltung mit der Zeit auch gegenüber Gedanken einzunehmen.

Der Tag des Tastens

Die Haut ist unser größtes Sinnesorgan: auf über 1,5 m^2 Fläche sind unzählige Tastkörperchen verteilt, die jede Berührung genau registrieren.

Meine Kinder haben Freude an selbst gebastelten »Fühl-Kisten«. Das sind Schuhkartons, in die man seitlich eine Lochöffnung schneidet, gerade groß genug, um die Hand hineinzustecken. Anschließend öffnet man den Deckel, legt – für die andere Person nicht sichtbar – Alltagsgegenstände hinein und übergibt die Kiste mit geschlossenem Deckel dem anderen. Dieser muss dann ertasten, was die Kiste beherbergt. Oftmals ist es erstaunlich, wie fremdartig sich auf diese Weise Dinge anfühlen, die wir täglich in den Händen halten: die tiefen Furchen auf der Walnussoberfläche, der kühle Bart eines Schlüssels, die stacheligen Borsten einer Handbürste.

Tatsächlich sind wir oft so sehr mit unseren Gedanken, mit Sehen und Hören beschäftigt, dass wir gar nicht so sehr wahrnehmen, was es zu spüren gibt. Richten wir unsere Aufmerksamkeit ganz bewusst auf den Tastsinn, kann das ungewohnte Eindrücke vermitteln. Am Tag des Tastens können Sie eine Reihe von Tasterfahrungen ausprobieren. Einige Anregungen sind im Folgenden zusammengestellt:

- *Laufen Sie morgens barfuß durch taufrisches Gras und rubbeln Sie sich anschließend die Füße mit einem rauen Handtuch trocken.*

- *Cremen Sie sich nach dem Duschen/Baden am ganzen Körper ganz bewusst ein.*
- *Machen Sie einen »Tastspaziergang«: ertasten Sie das raue Muster der Hauswand, halten Sie eine Handvoll Erde zwischen den Fingern, erspüren Sie die zarten Adern eines Blattes, lassen Sie die Hände über die glatte Oberfläche eines Autos gleiten usw.*
- *Experimentieren Sie mit einer Tätigkeit, die viele taktile Empfindungen ermöglicht: besorgen Sie sich z. B. einen Klumpen Ton, aus dem Sie etwas formen, verarbeiten Sie ein Stück Speckstein oder reinigen Sie einfach nur Ihre Badezimmerarmaturen auf eine langsame, bewusste Art, indem Sie auf die verschiedenen Oberflächen, Rundungen und Kanten achten.*

Wir alle berühren uns im Alltag immer mal wieder absichtlich oder ganz automatisch: Wenn wir uns gestoßen haben, halten wir die Hand auf die betroffene Körperstelle, um den Schmerz zu lindern. Ein Kind streicheln wir, um es zu trösten. Und wenn wir Verspannungen im Nacken haben, massieren wir uns in diesem Bereich oft ganz unwillkürlich mit ein paar Handbewegungen.

Die folgende Übung stellt auch eine gute Möglichkeit dar, dem Tastsinn »Nahrung zu geben«. Nebenbei kann sie als eine Art »Energiedusche« genossen werden, die die Durchblutung anregt und die Sauerstoffversorgung verbessert.

Stellen Sie sich aufrecht hin und spüren Sie zunächst, was es über den Tastsinn zu entdecken gibt: der Kontakt der Füße mit dem Boden, die verschiedenen Empfindungen durch die Kleidung auf der Haut, die sanfte Berührung der Schultern durch Ihre Haare…

Wandern Sie dann mit der Aufmerksamkeit zu den Füßen und beklopfen Sie Fußrücken und Zehen mit den Fingerkuppen. Sie können auch beide Fußsohlen nacheinander leicht anheben und beklopfen. Achten Sie dabei genau auf Ihre Empfindungen. Fahren Sie dann fort, indem Sie Schienbein, Wadenbein, Knie und Oberschenkel beklopfen. Wenden Sie dabei so viel oder so wenig Kraft auf, wie Sie es gerade als angenehm empfinden. Wandern Sie dann weiter zum Becken-, Bauch- und Brustbereich. Beklopfen Sie auch den Rücken, die Schultern und den Nacken. Wenn es Stellen gibt, bei denen Sie länger verweilen möchten, geben Sie sich diese Zeit. Widmen Sie sich anschließend Ihrem Gesicht, indem Sie es mit zwei Fingern sanft beklopfen. Beziehen Sie auch Stellen zwischen und neben den Augen ein. Wandern Sie abschließend über die Stirn nach oben und beklopfen Sie den restlichen Kopf. Wenn Sie fertig sind, gönnen Sie sich noch einen Moment, in dem Sie innehalten und nachspüren: Welche Empfindungen hat die Energiedusche in Ihrem Körper hinterlassen?

Der Tag des Riechens und Schmeckens

Weltberühmt ist eine Stelle aus dem Buch »Auf der Suche nach der verlorenen Zeit« von Marcel Proust geworden, bei der sich dem Erzähler durch den Geschmack eines in Lindenblütentee getunkten Gebäckteils namens Madeleine eine ganze Welt aus Kindheitserinnerungen und damit verbundene Glücksgefühle eröffnen. Geruch und Geschmack sprechen uns unmittelbar an und können eine ganze Bandbreite an Empfindungen von massivem Ekel bis hin zu höchstem Entzücken auslösen.

Kein Sinnesorgan ist so eng mit dem für unsere Emotionen zuständigen limbischen System verknüpft wie das Geruchssystem. Selbst bei der Partnerwahl spielt das Riechorgan eine große Rolle: Studien haben gezeigt, dass wir uns unbewusst vom Eigengeruch derjenigen Menschen stärker angezogen fühlen, deren immungenetische Ausstattung die unsere am besten ergänzt. Damit schützen wir unsere Nachkommen bestmöglich gegen eine große Bandbreite von Krankheitserregern. Gleichzeitig »habituieren« Riechzellen relativ schnell; d. h., sie gewöhnen sich so rasch an einen anhaltenden Geruch, dass man ihn bald nicht mehr wahrnimmt. So registrieren wir einen bestimmten Geruch im Raum oftmals nicht mehr, wenn wir uns eine Weile darin aufhalten; selbst das Lieblingsparfum scheint bald nach dem Auftragen nicht mehr so intensiv zu riechen wie anfangs.

Riechen und Schmecken kann man natürlich am besten beim Essen bewusst vertiefen: Beispielsweise können Sie eine Mahlzeit einmal ganz achtsam zu sich nehmen, indem Sie den Geruch und Geschmack der Speisen bewusst auskosten. Sie können das Ganze auch zu einem kleinen Spiel ausgestalten, indem Sie z. B. verschiedene Schokoladensorten mit verbundenen Augen ausprobieren und unvoreingenommen nach ihrem Duft und Geschmack beurteilen oder indem Sie die Farbe von Gummibärchen anhand ihres Geschmacks erraten (tatsächlich schmeckt jedes anders!).

Wie bei den anderen Sinneswahrnehmungen ist das Ziel jedoch nicht in erster Linie Genuss. Auch wenn Sie wenig Appetit haben, die Speisen z. B. nicht in gewohnter Weise schmecken oder nichts besonders Wohlschmeckendes zur Hand ist – die Aufmerksamkeitslenkung auf die Sinneserfahrungen beim Essen oder Trinken ist immer eine gute Möglichkeit, um sich mit dem Augenblick zu verbinden.

Weitere Anregungen für einen Tag des Riechens und Schmeckens können sein:

- Probieren Sie ein neues Gewürz, eine neue Zubereitungsweise einer Speise oder ein neues Restaurant mit Spezialitäten aus einem anderen Land aus. Achten Sie genau auf den Geruch und den Geschmack.
- Stellen Sie sich – z. B. auf dem Handy – einen »Duftwecker«, der alle zwei Stunden klingelt. Achten Sie jedes Mal auf Gerüche in Ihrer Umgebung, selbst dann, wenn Sie vorher keinen bestimmten Geruch wahrnehmen konnten.

- Gehen Sie auf Geruchsexpedition: Wie riecht die Luft, wenn sie nach nichts riecht? Riecht kalte Luft anders als warme Luft? Gibt es in den unterschiedlichen Zimmern Ihrer Wohnung verschiedene Gerüche?
- Suchen Sie Geruchs- und Geschmackseindrücke auf, die Sie schätzen, z. B. der Duft eines frisch gewaschenen Kopfkissens, einer Tasse Kaffee, einer frisch gemähten Wiese oder einer Hyazinthe; der Geschmack einer frisch gepressten Orange, des Lieblingsbonbons oder eines Schlucks Rotwein.

Am Ende des Sinneskarussells können Sie nochmals alles auf sich wirken lassen: Gab es Sinneskanäle, auf die Sie sich besonders gerne konzentriert haben? Fiel Ihnen auf, dass Sie sich auf bestimmte Kanäle nicht so sehr einlassen konnten oder wollten? Haben Sie eine überraschende Entdeckung gemacht? Haben Sie an bestimmten Stellen Widerstand, Langeweile, Genuss wahrgenommen? Wie sind Sie damit umgegangen, wenn Sie eine Abneigung verspürt oder sich von etwas besonders angezogen gefühlt haben? Gibt es etwas, was Sie aufgrund Ihrer Erfahrungen in den nächsten Wochen verändern oder vertiefen möchten?

KAPITEL 6

Der Körper als Gefährte

Alle Dinge auf dieser Welt erleben wir mit unserem Körper. Unser Körper lebt in der Zeit, und so verändert er sich mit der Zeit. Er birgt alle Erfahrungen in sich, die wir auf unserem Weg in dieser Welt gemacht haben, und gleichzeitig ist er vollendete Gegenwart: Über ihn eröffnet sich das Hier und Jetzt, und so ist Achtsamkeit ganz grundlegend im Gewahrsein des Körpers verankert.

Oftmals beginnen wir den Körper erst bewusst wahrzunehmen, wenn uns etwas stört. Wir spüren ein Kratzen im Hals als Zeichen einer Erkältung, nehmen vielleicht nach längerer Bürotätigkeit Verspannungen im Rücken wahr oder kämpfen mit Muskelkater, wenn wir am Tag zuvor eine längere Joggingstrecke zurückgelegt haben. Gleichzeitig gibt es immer wieder Gelegenheiten, bei denen wir uns möglicherweise ausgesprochen wohl in unserem Körper fühlen: Vielleicht wenn wir uns nach einem langen Tag ins warme Bett kuscheln, unserer Lieblingssportart nachgegangen sind oder Zärtlichkeiten austauschen.

Auch wenn wir unseren Körper in der Regel vor allem bei »Störungsmeldungen« und in besonders intensiven Momenten spüren, sendet er uns permanent Signale über unser Befinden – sie sind nur gelegentlich zu leise, um zu uns durchzudringen. Unser Körperradio spielt seine ganz eigene Melodie, aber es scheint häufig von anderen Reizen übertönt zu werden, sodass wir nicht einmal registrieren, welcher Sender gerade läuft. Oft ist es das Stimmengewirr unserer eigenen Gedanken, das uns am Zuhören hindert, und so laufen wir mit »rauchenden« Köpfen und einem Heer aus Gedanken durch die Gegend, während wir vom Rest des Körpers abgeschnitten sind.

Entdeckungsreise durch den Tag

Vielleicht möchten Sie einmal darauf achten, in welchen Augenblicken Sie sich mit Ihrem Körper verbunden fühlen. Gibt es bestimmte Momente des Tages, an denen Sie Ihren Körper deutlicher spüren? Fühlt sich der Körper morgens anders an als abends? Leichter, schwerer, angespannter, lockerer? Welche Signale sendet der Körper aus, wenn Sie entspannt sind oder etwas Positives erfahren? Welche unangenehmen Körperempfindungen im Alltag können Sie beobachten? Gibt es irgendwelche Auslöser dafür? Wie gehen Sie damit um, wenn Sie sie wahrnehmen?

Viele Menschen mit Depressionen berichten, dass sie sich im Alltag von ihrem Körper abgeschnitten fühlen oder dass sie ihren Körper nur noch über einzelne unangenehme Empfindungen wahrnehmen. Die folgende Übung möchte Gelegenheit geben, in relativ kurzer Zeit in Kontakt mit dem Körper zu kommen.

»Flirt« mit dem Boden

Stellen Sie sich aufrecht hin, die Füße etwa hüftbreit auseinander, die Knie nicht ganz durchgedrückt. Richten Sie die Aufmerksamkeit auf Ihre Füße. Nehmen Sie wahr, an welchen Stellen der Fußsohle Sie den Bodenkontakt besonders deutlich spüren. Machen Sie sich bewusst, dass Sie alles Gewicht an den Boden abgeben können. Verdeutlichen Sie sich, dass die Erde Sie trägt. Wie fühlt sich dieses Getragenwerden an? Probieren Sie spielerisch aus, was sich verändert, wenn Sie Ihr Gewicht leicht zur Seite, nach vorne oder hinten verlagern. Pendeln Sie mit dem Oberkörper zunächst ganz sanft, dann vielleicht etwas stärker, ohne die Fußsohlen vom Boden abzuheben oder zu verschieben. Anschließend kommen Sie zur Mitte zurück und spüren

Sie nach. Was hat sich in Ihrem Kontakt zum Boden verändert? Welche Empfindungen sind an den Fußsohlen zu entdecken?

Der Körper in der Depression

Viele Menschen erfahren in depressiven Phasen unangenehme körperliche Zustände, die sich nicht ohne Weiteres aktiv beheben lassen.

David zum Beispiel bemerkte zunehmende Magenkrämpfe und Appetitlosigkeit, für die er keine Erklärung fand. Tina erwachte in depressiven Phasen mit starken Gliederschmerzen. Sie fühlte sich abgeschlagen, als hätte sie gerade eine mehrtägige Wanderung hinter sich. Fred hatte immer häufiger den Eindruck, nicht mehr genug Luft zu bekommen, so sehr spürte er eine Enge und Beklemmung im Brustraum. Es fühlte sich an, als würde ihm ein unsichtbares Wesen ständig mit der Faust auf den Brustkorb drücken.

Manchmal liegt der Freiraum in solchen Phasen alleine in der Haltung, die wir unserem Körper entgegenbringen. Erwarten wir von uns, in gewohnter Weise »funktionieren« zu müssen, ist die Wahrscheinlichkeit groß, dass wir auch mit unserem Körper ungeduldig und fordernd umgehen. Haben wir eine ängstliche Haltung gegenüber unserem Körper, weil wir ihn vor allem als Quelle von Krankheiten und als bedrohlichen Beweis unserer Zerbrechlichkeit sehen, versuchen wir ihn vielleicht in erster Linie zu kontrollieren oder hadern mit unserer Schwäche.

Gelegentlich wird in diesem Zusammenhang eine Formel zitiert: Leid ist das Produkt aus Schmerz und Widerstand (Leid = Schmerz x Widerstand): Je mehr ich mich gegen etwas Unabänderliches aufbäume, desto mehr leide ich darunter. Nach meiner Erfahrung ist die Formel ein wenig verkürzt, da Widerstand, Trotz und Rebellion – selbst wenn sie nicht erfolgreich sind – gelegentlich auch ein Gefühl von Lebendigkeit und Freiheit mit sich bringen können und das Leid auf ganz eigene Art relativieren.

Oftmals ist aber tatsächlich ein ähnlicher Zusammenhang zu beobachten: Je mehr wir gegen etwas ankämpfen, das wir momentan nicht ändern können, desto mehr Federn müssen wir lassen. Wir verhaken uns in unseren Schmerz, verpulvern viel Energie und verlieren den Blick für anderes. Stattdessen können wir unseren Körper aus einer nachsichtigen, fürsorglichen Perspektive heraus betrachten, weil wir wissen, dass er in seinem Rahmen das Beste für uns gibt.

Sich selbst in den Arm nehmen

Um ein Gefühl dafür zu bekommen, welche Haltung gegenüber körperlichen Beschwerden hilfreich sein könnte, nützt es manchmal, sich eine Situation aus der Kindheit vorzustellen. Stellen Sie sich vor, Sie sind etwa vier Jahre alt und aufs Knie gefallen. Welche Reaktionen wünschen Sie sich von wichtigen Personen in Ihrem Umfeld?

Sicher fänden die meisten von uns es sinnvoll, ein Pflaster zu holen und die Wunde zu desinfizieren. Was aber möchten wir weiterhin? Jemanden, der uns darauf hinweist, dass wir möglicherweise etwas falsch gemacht haben? »Du hättest doch sehen können, dass der Boden hier uneben ist – warum bist du so schnell gelaufen?« Jemanden, der Tipps gibt, wie man es hätte besser machen können? »Nächstes Mal, wenn du fällst, solltest du dich klein zusammenkugeln, dann schlägst du nicht mit voller Wucht auf dein Knie!« Wahrscheinlich nicht. Jemanden, der uns mit Informationen versorgt? »Die Blutung hört sicher nach zwei Minuten auf, und in drei Wochen ist alles wieder verheilt.« Vielleicht. Das Wichtigste wäre es vermutlich nicht.

Wenn es Ihnen so geht wie den meisten Menschen, fänden Sie es wohl am hilfreichsten, in dieser Situation in den Arm genommen und getröstet zu werden. Dazu wäre es nicht notwendig, dass die andere Person geistreiche Dinge sagt. Es würde genügen, wenn sie Mitgefühl zeigt und Wärme schenkt.

Auch wenn wir erwachsen sind, hört unser Bedürfnis nach liebevoller Zuwendung in der Regel nicht auf. Gehen wir kritisch mit uns selbst und unserem Körper um, aktivieren wir hingegen unser inneres Kampf- und Fluchtsystem: Wir beschweren uns bei unserem Körper (»Was sollen diese verfluchten Rückenschmerzen schon wieder?«, »Wie ich dieses Schwächegefühl hasse!«), verhaken uns innerlich im Grübelgestrüpp (»Warum läuft nur alles so falsch?«), beschuldigen uns selbst (»Ich bin zu nichts zu gebrauchen.«) oder die Umgebung (»Niemand nimmt Rücksicht auf mich.«, »Ich habe es immer schwerer als die anderen.« etc.).

Gehen wir hingegen fürsorglich und liebevoll mit uns um, aktivieren wir die Bereiche im Gehirn, die uns ein Gefühl von Sicherheit und Geborgenheit schenken – das sogenannte »Sicherheitssystem«, wie es auch von Paul Gilbert, einem prominenten Forscher für Selbstmitgefühl, genannt wird.

Vielleicht möchten Sie einmal kurz überlegen, wie Sie morgens nach dem Aufstehen Ihrem Spiegelbild begegnen. Richten Sie Ihr Augenmerk auf das, was Sie gerne anders hätten, z. B. das Hautbild, das Aussehen der Haare oder die Form der Nase? Oder nehmen Sie Blickkontakt mit Ihren Augen auf und sehen sich zunächst einmal aufmunternd an? Vielleicht möchten Sie auch an dieser Stelle einmal experimentieren, indem Sie sich morgens ein Lächeln schenken. Wenn sich das zu unangenehm oder künstlich für Sie anfühlt, können Sie versuchen, die Aufmerksamkeit von den üblichen »Problemstellen-Blickmagneten« auf das Gesicht als Ganzes zu lenken. Wie würden Sie Ihre Müdigkeit oder Ihre verstrubbelten Haare mit dem Blick einer liebevollen Freundin bzw. eines liebevollen Freundes wahrnehmen?

Die Psychologieprofessorin Kristin Neff, die in den USA zu Selbstmitgefühl forscht, hat an verschiedenen Stellen darauf aufmerksam gemacht, dass wir uns selbst tröstende, besänftigende Berührungen schenken können. Als »Säugetiere« reagieren wir auf Berührung unter anderem mit der Ausschüttung von Oxytocin, das eine beruhigende Wirkung hat und ein Gefühl von Wärme und Geborgenheit schenkt. Gleichzeitig wird die Ausschüttung des Stresshormons Kortisol verringert. Dieser Prozess gilt nicht nur für Fremd- sondern auch für Selbstberührung. Manche Menschen berühren sich – oftmals gar nicht bewusst – unter Stressbelastung auf bestimmte Art und Weise: Ich selbst ertappe mich manchmal dabei, dass ich in schwierigen Situationen leicht über meine Haut in Höhe des Schlüsselbeins streiche. Andere Menschen raufen sich durch die Haare oder berühren mit einer Hand leicht die Lippen. Das sind oft unwillkürliche Bewegungen, die möglicherweise unbewusst zu Beruhigung und Entspannung führen.

Um uns selbst bei körperlichen Beschwerden, aber auch allgemein in belastenden Augenblicken zur Seite zu stehen, können wir unsere Hände auf die Brust legen. Wir nehmen die Wärme der Berührung wahr und spüren vielleicht unseren Herzschlag. Wir können auch eine Hand auf das Herz und eine Hand auf den Bauch legen, wenn uns das mehr zusagt, oder beide Händen auf dem Bauch ruhen lassen. Manche Menschen empfinden es hingegen passender für sich, die Arme gleich einer Selbstumarmung zu verschränken und vielleicht sanft zu drücken oder mit den Händen über die Oberarme zu streichen. Jeder Mensch hat ein anderes Körpergedächtnis und ganz unterschiedliche Erfahrungen mit Berührungen gesammelt: Was für eine Person unangenehm sein kann, kann für eine andere Person Empfindungen von Geborgenheit und Sicherheit auslösen. Bei körperlichen Beschwerden kann es darüber hinaus natürlich hilfreich sein, die Hand an die betroffene Stelle zu legen und/oder mit Freundlichkeit in diesen Bereich hinein zu atmen.

Franka fühlte sich in Phasen der Niedergeschlagenheit immer recht zerbrechlich. Selbst bei regelmäßigen Teambesprechungen in ihrer Firma spürte sie ein Flattern im Magen, Verspannungen in den Schultern und Herzklopfen. Sie hatte eine recht cholerische Chefin, die gelegentlich zu unberechenbaren Ausbrüchen neigte und mit anerkennenden Worten nicht gerade verschwenderisch umging. Bislang hatte Franka ihre Symptome als Anzeichen dafür betrachtet, den Anforderungen des Alltags nicht gewachsen zu sein, und mit Angst und Versagensgefühlen darauf reagiert. Das war natürlich verständlich, setzte sie jedoch noch zusätzlich unter Druck. Gelegentlich raste ihr Herz dann so stark, dass sie den Eindruck hatte, alle anwesenden Personen müssten das Beben unter ihrer Brust wahrnehmen und sie für bescheuert halten. Dadurch fühlte sie auch noch zunehmenden Selbsthass in sich aufsteigen. Erst mit der Zeit wurde ihr deutlich, wie sehr sie sich durch ihr Verhalten selbst bekämpfte. Sie erinnerte sich daran, wie verständnisvoll sie mit ihrer besten Freundin umging, wenn diese Schwierigkeiten erlebte. Irgendwann einmal begann sie, mit Körperhaltungen zu experimentieren, und empfand es als beruhigend, wenn sie die Handflächen auf der Bauchregion um den Nabel herum zusammenlegte und bewusst den warmen Druck der Hände spürte. Ihr Körper ließ immer noch sein »Stressprogramm« laufen, und gleichzeitig war da eine Empfindung von Gehaltensein, die das Ganze erträglicher machte.

Natürlich sollten selbstberuhigende Gesten nicht als Ersatz für kluge Verhaltensstrategien eingesetzt werden. Oftmals kann es in schwierigen sozialen Situationen wichtig sein, nach eigenen Zielen Ausschau zu halten und gute Kommunikationsmöglichkeiten zu überlegen, um diese zu erreichen. Gerade hier kann jedoch der freundliche Kontakt zum Körper oft ein erster wertvoller Schritt sein, um sich aus dem Gefühl von Bedrohung zu lösen, innerlich Raum zu schaffen und hilfreiche Verhaltensweisen zu finden.

Um eine freundliche, offene Haltung gegenüber unserem Körper zu entwickeln, kann es hilfreich sein, sich gelegentlich bewusst Zeit zu nehmen, um dem Körper in aller Ruhe »zuzuhören«. Dazu eignet sich eine Reise durch den Körper, die in verschiedenen Traditionen auf leicht unterschiedliche Art und Weise gelehrt wird. Die folgende Variante ist an die Übungsweise aus dem MBSR und MBCT angelehnt, wo man sie als »Bodyscan« bezeichnet. Ziel ist es, den Körper mit der Aufmerksamkeit allmählich zu durchwandern. Dabei können angenehme oder unangenehme Empfindungen auftreten, die Übung kann wohliges Befinden ebenso wie Anspannung oder Müdigkeit auslösen. Entscheidend ist alleine, die Körperempfindungen mit einer freundlichen, nicht wertenden Aufmerksamkeit wahrzunehmen – egal, was zu sehen ist.

Suchen Sie sich einen Platz, an dem Sie eine Weile ungestört und bequem so liegen können, so dass der gesamte Körper auf dem Boden aufliegen kann: auf dem Bett, einem weichen Teppich oder auf dem Sofa. Wenn Ihnen leicht kühl wird, können Sie auch eine Decke verwenden.

Erlauben Sie sich, die Augen sanft zu schließen. Es gibt nun nichts, was zu tun oder zu leisten wäre.

Nehmen Sie sich Zeit, um mit dem Augenblick in Kontakt zu kommen. Begleiten Sie für ein paar Atemzüge lang den Atem mit Ihrer Aufmerksamkeit und spüren Sie, wo der Körper den Boden berührt.

Richten Sie nun die Aufmerksamkeit auf die Zehen des linken Fußes. Nehmen Sie so gut es Ihnen möglich ist die einzelnen Zehen wahr. Wie fühlen sie sich an? Können Sie auch den Raum zwischen den Zehen wahrnehmen? Ist da vielleicht ein Gefühl von Wärme oder Kälte, Kribbeln, Schwere oder Anspannung? Möglicherweise spüren Sie momentan auch gar nichts – auch das ist in Ordnung. Wenn Sie den Eindruck haben, die Zehen lange genug erforscht zu haben, lassen Sie mit dem nächsten Ausatmen die Zehen los und achten Sie dann auf die Empfindungen des Fußrückens. Wandern Sie mit dem Lichtstrahl Ihrer Aufmerksamkeit den Fußrücken entlang von den Zehen bis zum Knöchel und erkunden Sie Ihre Empfindungen um den Fußknöchel herum. Schenken Sie dann der Fußsohle Aufmerksamkeit. Was gibt es hier zu entdecken? Beziehen Sie dann den Fuß als Ganzes in die Aufmerksamkeit mit ein. Wenn Sie möchten, können Sie sich vorstellen, in den Fuß eine Weile hineinzuatmen, während Sie auf die wechselnden Empfindungen im Fuß achten. Erlauben Sie dann dem Scheinwerfer Ihrer Aufmerksamkeit, über den Knöchel in den unteren Teil des linken Beines zu wandern. Spüren Sie das Schienbein. Können Sie das Innere, den Knochen, wahrnehmen? Richten Sie die Aufmerksamkeit auf die Empfindungen in der Wade und den Kontakt mit dem Boden. Beim nächsten Ausatmen lassen Sie den unteren Teil des Beines los und wandern zum Knie. Erkunden Sie die Kniescheibe und auch das Innere des Knies. Achten Sie auf alle Empfindungen. Vielleicht gibt es auch gar nichts zu spüren – nehmen Sie dann einfach das Gefühl des Nicht-Spürens in den Fokus der Aufmerksamkeit.

Schenken Sie als Nächstes Ihrem linken Oberschenkel Aufmerksamkeit. Lassen Sie Ihre Aufmerksamkeit durch die ganze Länge des Oberschenkels wandern. Spüren Sie, wo der Oberschenkel auf dem Boden aufliegt, und nehmen Sie die Grenze zwischen Oberschenkeloberseite und Luft wahr. Verabschieden Sie sich dann mit dem nächsten Ausatmen von der Wahrnehmung des Oberschenkels und richten Sie Ihr Gewahrsein auf das Becken. Spüren Sie das Innere des Beckens und die Geschlechtsorgane. Was für Wahrnehmungen gibt es in diesem Bereich, jetzt, in diesem Augenblick? Atmen Sie für einen Moment bewusst in die Beckenregion hinein. Lassen Sie dann mit dem nächsten Ausatmen die Beckenregion los und wandern Sie mit der Aufmerksamkeit durch das rechte Bein nach unten, bis Sie bei den Zehen des rechten Fußes ankommen. Nehmen Sie auch hier alle Empfindungen wahr: jeden einzelnen Zeh und auch die Zwischenräume. Gibt es Zehen, die Sie besonders deutlich spüren, und Zehen, die Sie weniger deutlich fühlen? Beziehen Sie auch dann wieder Fußrücken, Knöchel und Sohle in die Aufmerksamkeit mit ein. Lassen Sie schließlich den Fuß beim nächsten Ausatmen los und schenken Sie dem rechten Schienbein die Aufmerksamkeit. Achten Sie auf die Empfindungen in der rechten Wade. Und erkunden Sie dann Kniescheibe und Inneres des rechten Knies. Richten Sie nun den Brennpunkt der Aufmerksamkeit auf den rechten Oberschenkel und beobachten Sie, was geschieht, wenn Sie in diesen Bereich hineinatmen. Lassen Sie dann beim nächsten Ausatmen den Oberschenkel los und wandern Sie durch das Becken in den unteren Rücken. Achten Sie auf den Kontakt des Gesäßes mit dem Boden. Und spüren Sie dann den unteren Teil der Wirbelsäule. Können Sie die einzelnen Wirbel wahrnehmen? Atmen Sie mit Freundlichkeit und Interesse in den Bereich der Wirbelsäule hinein und erkunden Sie auch die Gegend um die Wirbelsäule herum. Wandern Sie langsam nach oben und achten Sie auf die Empfindungen im mittleren Teil der Wirbelsäule. Und spüren Sie schließlich den Schulter- und Halsbereich. Wenn Sie Spannungen oder andere unangenehme Empfindungen in einem Körperteil wahrnehmen, können Sie in diese Empfindungen hineinatmen: Lenken Sie die Aufmerksamkeit beim Einatmen sanft in diesen Körperbereich und achten Sie auf Ihr Empfinden, während Sie sanft wieder ausatmen. Lassen Sie dann den Bereich der Wirbelsäule und der Schultern mit dem nächsten Ausatmen sanft wieder los und schenken Sie dem Bauchraum Ihre Aufmerksamkeit. Vielleicht können Sie spüren, wie sich die Bauchdecke langsam hebt und senkt. Vielleicht gibt es weitere Empfindungen im Bauchraum: Wärme, Schwere oder auch etwas anderes. Versuchen Sie allen Wahrnehmungen, so gut es Ihnen möglich ist, mit freundlichem Interesse zu begegnen. Es gibt keine richtigen oder falschen Empfindungen. Vielleicht spüren Sie Ihre inneren Organe, vielleicht auch nicht.

Verabschieden Sie sich dann beim nächsten Ausatmen von Ihrer Bauchregion und wenden Sie sich Ihrem Brustkorb zu. Spüren Sie das leichte Heben und Senken der Brust beim Atmen und nehmen Sie die Bewegung der Lungenflügel wahr, die Tag für Tag auf treue Weise ihre Arbeit tun. Vielleicht können Sie auch Ihren Herzschlag spüren, tief im Inneren, unter dem Brustkorb. Schenken Sie Ihrem Herzen sanfte, freundliche Aufmerksamkeit. Lassen Sie dann die Brustregion mit dem nächsten Ausatmen los. Wandern Sie weiter über das Schlüsselbein mit der Aufmerksamkeit in beide Arme. Spüren Sie den Kontakt der Arme zum Boden und das Innere der Arme. Wenn während der Übung Gedanken an andere Dinge kommen, so ist das nur natürlich – unser Verstand ist es gewohnt, zu wandern und uns immer wieder Gedanken anzubieten. Sobald Sie dies bemerken, wandern Sie mit der Aufmerksamkeit einfach wieder zurück zu den Empfindungen des Körperteils, den Sie gerade erkunden wollten.

Wandern Sie durch die Unterarme zu den Händen. Wie fühlen sich die Hände gerade an – sind sie kalt oder warm, angespannt oder entspannt? Nehmen Sie die Handgelenke wahr, die Handrücken und auch die Handinnenflächen. Schenken Sie jedem einzelnen Finger Aufmerksamkeit und achten Sie auf die Empfindungen in den Fingern. Lassen Sie dann mit dem nächsten Ausatmen Finger, Hände und Arme los und wandern Sie über die Arme und die Schultern hoch in den Nackenbereich. Können Sie die Nackenmuskeln spüren? Welche Empfindungen gibt es im Bereich der Halswirbel? Wandern Sie über den Nacken sanft nach oben und nehmen Sie den Kiefer wahr. Erlauben Sie den Kiefergelenken, loszulassen, und den Lippen, sich sanft zu berühren. Erkunden Sie dann den Mundraum. Vielleicht berührt die Zunge leicht den Gaumen. Nehmen Sie Ihr Gesicht wahr, das entspannt und ruhig daliegt – einzigartig, schon vor der Geburt. Schenken Sie der Nase Aufmerksamkeit, durch die die Atemluft ein- und wieder ausströmt. Vielleicht spüren Sie, wie die Luft beim Einatmen etwas kühler ist und beim Ausatmen die Nasenlöcher wieder wärmer verlässt. Spüren Sie die Ohren, die Ohrmuscheln ebenso wie das Innere der Ohren. Nehmen Sie die Augen wahr – die Lider, die sanft die Augen bedecken und die Augäpfel. Erlauben Sie den Augäpfeln, entspannt in die Augenhöhlen zurückzusinken. Alle Muskeln um die Augen herum dürfen loslassen, ebenso die Augenbrauen. Atmen Sie ein paarmal ein und aus, während Sie das Gewahrsein auf den Gesichtsbereich richten. Dann lassen Sie das Gesicht mit einem langen Ausatmen los und »besuchen« Sie mit der Aufmerksamkeit als Letztes noch die Konturen des Schädels – Hinterkopf, Stirn und Scheitel, bevor Sie auch diese loslassen. Spüren Sie nun noch einmal den Körper als Ganzes – daliegend, atmend, ganz von selbst. Ein Wunder der Lebendigkeit. Ganz gleich, welche wechselnden Empfindungen durch unseren Körper ziehen – in unserem Innersten sind wir unberührt von all dem einfach da – ganz und vollkommen.

Nehmen Sie noch eine Weile wahr, wie der Atem den ganzen Körper durchströmt.

Kommen Sie dann allmählich mit der Aufmerksamkeit in den Raum zurück, indem Sie bewusst den Kontakt mit der Unterlage spüren und langsam die Augen öffnen. Vielleicht möchten Sie die Empfindungen noch einen Moment nachwirken lassen oder sich sanft dehnen und strecken. Würdigen Sie sich für die Zeit, die Sie sich genommen haben.

Sollten Sie während der Übung einschlafen, ist das nicht tragisch. Manchmal nimmt sich der Körper das, was er braucht, wenn er zur Ruhe kommt. Wenn Sie jedoch wach bleiben möchten, um bei Ihrem ursprünglichen Ziel, die wechselnden Empfindungen des Körpers zu beobachten, zu bleiben, können Sie versuchsweise die Übung auch im Sitzen ausführen. Vielleicht möchten Sie auch die Augen öffnen, um wacher bleiben zu können. Es hat sich bewährt, diese Übung für eine Weile lang etwa alle ein bis zwei Tage durchzuführen, da sie ihre Wirkung oft umso mehr entfaltet, je vertrauter wir mit ihr werden.

Stefanie nutzte die Körperreise gerne direkt morgens nach dem Aufwachen, um mit Ruhe in den Tag zu starten. Anfangs fand sie es anstrengend, immer wieder von ihren Gedanken an die kommenden Ereignisse des Tages fortgetrieben zu werden. Je mehr sie jedoch übte, sich mit Freundlichkeit wieder auf den Augenblick und die körperlichen Empfindungen zu besinnen, desto besser gelang es ihr, den Scheinwerfer der Aufmerksamkeit auf den jeweiligen Körperteil zu richten. Manchmal waren die Gedanken im Hintergrund trotzdem da. Sie spürte dann die wechselnden Körperempfindungen und ihren Atem, und gleichzeitig plapperte eine Art inneres Radio die »Tagesnachrichten«: »Aha, heute ist das Gespräch mit der neuen Arbeitskollegin, da muss ich pünktlich sein… Ich sollte die Butter für den Apfelkuchen auftauen! … Hoffentlich meldet sich die Autowerkstatt heute… Und wenn der Husten doch etwas Schlimmeres bedeutet?« Es war nicht so, dass diese innere Stim-

me irgendwann verstummt wäre. Vielmehr schien sie mit der Zeit leiser zu werden und dem Raum zu geben, was tatsächlich im gegenwärtigen Augenblick stattfand. Das erlebte Stefanie als sehr hilfreich – sie fühlte sich lebendiger und tatsächlich im Kontakt mit dem gegenwärtigen Geschehen.

Thomas hingegen erlebte den Bodyscan zunächst als entspannend, fühlte sich dann jedoch von ihm gelangweilt. Er konnte diese Langeweile nicht genau beschreiben – er fühlte sich einfach unausgefüllt, wenn er längere Zeit auf dem Boden liegen blieb. Irgendwann einmal merkte er, dass er besser in Kontakt zu seinem Körper kommen konnte, wenn er sich bewegte. So fühlte er sich mit dem Augenblick verbunden, wenn er langsame Spaziergänge machte oder beim Joggen dem Rhythmus seines Atems lauschte und die Arbeit seiner Muskeln spürte.

Auch Lars hatte zunächst den Eindruck, mit dem Bodyscan wenig anfangen zu können. Vielmehr erlebte er alle körperlichen Symptome, die ihn auch im Alltag beschäftigten, umso stärker: Nur zu oft machte sich während der Übung ein Kribbeln in den Beinen, eine Verspannung im Nacken oder auch ein Engegefühl in der Brust bemerkbar. Mit der Zeit bemerkte Lars, dass die körperlichen Empfindungen mit vielen kritischen Gedanken einhergingen. So machte sich Lars Vorwürfe, wenn er den Nacken als angespannt wahrnahm, weil es ihm trotz der Ruhe nicht gelang, angenehme Empfindungen auszulösen. Das Engegefühl in der Brust löste hingegen eher Angst aus: Konnte nicht etwas Bedrohliches dahinterstecken? Die letzte körperliche Untersuchung hatte eigentlich erst vor Kurzem stattgefunden, aber wie konnte er sichergehen, dass nicht etwas Wichtiges übersehen worden war? Auf Vorschlag seines Therapeuten hin versuchte Lars, die Empfindungen zunächst einmal mit Offenheit und Neugier zu erkunden. Wie fühlten sie sich tatsächlich an? Wo war die Empfindung am stärksten ausgeprägt? Welches Gefühl war in der anschließenden Körperregion wahrnehmbar? Lars machte es neugierig, seine Körperempfindungen zu erforschen. Mit der Zeit bemerkte er, dass sich auch ihre Qualität veränderte. Zunehmend gelang es ihm besser, die Aufmerksamkeit anschließend auch wieder von den schwierigen Bereichen zu lösen und auf andere Körperteile zu richten. Etwas hatte sich auch im Alltag verändert: die Konzentration auf den eigenen Körper machte ihm keine Angst mehr.

Die individuellen Erfahrungen mit dem Bodyscan können ganz unterschiedlich sein. Machen Sie sich so gut wie möglich von jeder Erwartung frei. Das einzig Wichtige ist, die Übung immer wieder auszuprobieren, und neugierig und offen dafür zu sein, was sich daraus entwickelt.

Ein gutes Fundament schaffen

Oftmals beginnen länger anhaltende Stimmungstiefs mit leichten Verstimmungen. Wir fühlen uns etwas antriebslos, gereizt, vielleicht auch bedrückt und unkonzentriert. Häufig produziert der Verstand dann diverse Fragen: »Warum kann ich nicht so fröhlich sein wie andere Menschen? Ich sollte eigentlich zufriedener sein mit meinem Leben! Wird das jetzt immer schlimmer? Möglicherweise steckt ein größeres Problem dahinter! Ich hatte einfach eine zu schwierige Lebensgeschichte. Ich glaube, mir wird's nie so richtig gut gehen …« Es ist nachvollziehbar, dass solche Gedanken nicht gerade unser Wohlbefinden erhöhen.

Manchmal gibt es für solche Überlegungen tatsächlich einen Anlass: Vielleicht ist eine berufliche Zurücksetzung vorausgegangen oder man hat sich von einem engen Freund verraten gefühlt. Vielleicht sind durch ein Familientreffen alte Konflikte aufgebrochen, oder man hat eine Prüfung nicht bestanden.

Häufig aber sind gelegentliche Verstimmungen dadurch mitbedingt, dass bestimmte Bedürfnisse unseres Körpers nicht befriedigt werden. Das macht uns anfällig dafür, aus dem Gleichgewicht zu geraten. Belastungen können weniger abgefedert werden und graben sich möglicherweise viel tiefer ein, als wenn wir unsere Grundbedürfnisse abgedeckt haben. Achtsamkeit kann uns dabei helfen, zu spüren, was wir brauchen. Sie kann uns aufwecken, für uns zu sorgen. Wir können uns fragen, was wir uns jetzt, in diesem Augenblick, schenken können, um uns wieder besser zu fühlen. Das bedeutet nicht immer, dass wir angenehme Gefühle entwickeln können. Manchmal kann es auch heißen, Kraft zu sammeln, um aus einer stabileren Ausgangsposition gelassener mit schwierigen Anforderungen umgehen zu können.

Die Dinge, die wir brauchen, sind oft recht banal, und trotzdem denken wir nicht daran. Wir sitzen mehrere Stunden über einer anstrengenden Bürotätigkeit, ohne zu merken, dass wir einen ganz trockenen Mund haben und etwas zu trinken gebrauchen könnten. Wir gehen lange Zeit nicht auf die Toilette, um eine Aufgabe noch abzuschließen, und fühlen uns unterschwellig unwohl. Wir eilen von einem Termin zum anderen und sind gereizter Stimmung, ohne unsere leichte Unterzuckerung als Ursache zu erkennen.

Manchmal ist es gar nicht so einfach, zu erahnen, was unserem Körper gerade fehlt. Die folgende Formel möchte es erleichtern, innezuhalten und kurz zu überprüfen, welches Bedürfnis möglicherweise gerade Beachtung braucht.

TESTE es!

Wenn wir schlechter Stimmung sind, oder auch einfach nur so von Zeit zu Zeit, können wir uns folgende Fragen stellen:

Trinken: Habe ich genug Flüssigkeit zu mir genommen?

Essen: Bin ich satt? Oder ist mein Blutzuckerspiegel vielleicht zu niedrig? Habe ich mich heute schon mit Vitaminen und Spurenelementen versorgt?

Schlaf: Bin ich ausgeschlafen? Oder könnte es hilfreich sein, wenn ich mich – soweit möglich – für eine halbe Stunde hinlege?

Training: Habe ich genug Bewegung? Gebe ich meinem Körper immer wieder kleine Herausforderungen, die z.B. den Herzschlag beschleunigen und die Muskeln trainieren? Oder könnte es sein, dass mein Bewegungssystem und mein Kreislauf »unterfordert« sind?

Erholung: Gibt es genügend Momente, in denen ich entspannen und meine »inneren Akkus« durch Nichtstun und Muße wieder aufladen kann? Oder lebe ich gerade nur im Wechsel zwischen Aktivismus und Schlaf?

Jeder dieser fünf Bausteine ist auf seine Art und Weise für unser Wohlbefinden von Bedeutung. Die meisten Menschen spüren es, wenn Essen, Trinken oder Schlaf deutlich zu kurz kommen, während wir Bewegung und Erholungsphasen oft für eine Weile zurückstellen können, ohne den Mangel zu bemerken. Erst mit der Zeit merken wir womöglich: Irgendetwas fehlt, das sich auch nicht durch frühes Zubettgehen oder bessere Ernährung ausgleichen lässt. Aber auch die ersten drei Bereiche können gelegentlich unbemerkt »unter den Tisch fallen«, und wir reagieren viel empfindlicher auf negative Erlebnisse, weil wir womöglich unterzuckert und übermüdet sind, oder weil der Körper unterschwellig mit Durst zu kämpfen hat.

Auch wenn wir Dinge oftmals nicht unmittelbar umsetzen können, ist es wertvoll zu bemerken, wo unsere Bedürfnisse gerade liegen.

Mit kleinen Schritten beginnen

In Phasen der Niedergeschlagenheit kann es manchmal schwierig sein, überhaupt etwas zu finden, das einigermaßen erträglich erscheint. Der Appetit kann ganz verschwunden sein oder sich nur noch in den Abendstunden melden, Arme und Beine fühlen sich vielleicht bleischwer an oder der Schlaf stellt sich – obwohl dringend nötig – kaum noch ein. Dennoch sind die Bedürfnisse des Körpers keine anderen als sonst, sie sind nur von der Depression verdeckt. Mitunter kann es sogar wichtiger sein als in Phasen der Ausgeglichenheit, auf die grundlegenden körperlichen Bedürfnisse zu achten, um sich aus dem Strudel der Niedergeschlagenheit und Hoffnungslosigkeit zu befreien.

Dabei kann es sehr anstrengend sein, gegen den Strom der Lethargie anzuschwimmen. Wie können wir uns dabei unterstützen? Ein wesentlicher Aspekt ist, dass wir nicht von uns verlangen sollten, bei unseren Aktivitäten die Gefühle zu haben, die wir haben, wenn es uns gut geht. Würden wir erst wieder Initiative ergreifen, wenn wir die Dinge genießen könnten, wären wir oftmals zu langer Passivität verdammt. Wir gehen achtsam mit uns um, indem wir uns auf das konzentrieren, was wir gerade tun, und gleichzeitig unsere Gefühle da sein lassen – so verwirrend, lähmend oder entmutigend sie auch gerade sein mögen. So lohnt es sich auch bei Appetitmangel, am Frühstück teilzunehmen, weil es letztlich guttut, den Blutzuckerspiegel anzuheben. Ebenso kann es hilfreich sein, eine Runde um den Block zu joggen, auch wenn sich die Beine zunächst schwer anfühlen.

Der zweite Aspekt betrifft das Ziel, nicht zu hohe Erwartungen an uns selbst zu richten. Manchmal schaffen wir nur einen Teil dessen, was wir sonst schaffen, aber es kann ein erster kleiner Schritt in die richtige Richtung sein. Für Menschen, die sonst sehr aktiv durchs Leben gehen, kann das Herunterschrauben eigener Ansprüche eine große Herausforderung darstellen. Vielleicht hilft der Gedanke, dass wir bei einer heftigen Erkältung oder nach einer Verletzung auch keine Höchstleistung von uns erwarten würden. Niemand hätte den Anspruch, mit vierzig Grad Fieber eine Ballnacht zu durchtanzen oder einen Frühjahrsputz in Angriff zu nehmen. Auch bei Depressionen sollten wir uns keinen Druck machen, sondern uns zugestehen, dass wir krank sind und eine andere Belastungsgrenze haben als sonst.

Gleichzeitig – und das kann eine gute Einschätzung erschweren – unterscheidet sich die Erschöpfung bei Depressionen von Erschöpfungszuständen bei primär körperlichen Krankheiten: Auch wenn es sich so anfühlen mag, als sei es unmöglich, aus dem Haus zu gehen und sich zu bewegen, ist es genau das, was Körper und Seele in behutsamer Dosierung brauchen. Es geht also darum, sich selbst nicht zu hohen Erwartungen auszusetzen und gleichzeitig nicht übermäßig zu schonen. Die Achtsamkeit kann hier eine wertvolle Unterstützung darin sein, ein Gespür zu entwickeln, was wir uns zumuten können und was nicht.

KAPITEL 7

Gedanken sind Vorschläge

»Dass die Vögel der Sorge und des Kummers über dein Haupt fliegen, kannst du nicht verhindern. Aber du kannst verhindern, dass sie Nester in deinem Haar bauen.«

(Chinesisches Sprichwort)

Barbara war stolz darauf, dass sie dem Winterwochenende auf der Hütte zugestimmt hatte. Es gab einen Teil in ihr, der lieber einsame Wanderungen unternommen hätte; trotzdem hatte sie sich dazu überwunden, an der gemeinsamen Unternehmung mit acht anderen Personen teilzunehmen. Kurz nach der Ankunft holte sie Holzscheite aus dem Schuppen, um Feuer zu machen. Als sie mit Holz beladen den Rückweg zur Hütte antrat, sah sie die anderen durch das Fenster fröhlich plaudernd und lachend auf der großen Eckbank um den Tisch versammelt sitzen. Plötzlich kam ihr der Gedanke: »Die anderen amüsieren sich da drinnen, während ich einsam und frierend hier draußen stehe.« Ihr Magen krampfte sich zusammen und ihr Verstand produzierte weitere entmutigende Gedanken: »Ich werde nie so unbeschwert und spontan sein können wie die da drinnen; im Grunde bin ich ein Klotz am Bein. Letztlich bin ich einfach anders als sie alle. Aber warum? Was mache ich bloß falsch?« Als sie kurze Zeit später am Tisch Platz nahm, fühlte sie sich wie durch eine unsichtbare Wand von den anderen getrennt. Sie sprach nur noch wenig und hoffte, dass sie bald zu Bett gehen konnte, ohne dass jemand Fragen stellen würde.

Barbara hätte in der Szene vor der Hütte auch ganz andere Sachen denken können. »Cool von mir, dass ich hier für alle Holz hole. Und gleich bin ich wieder im Warmen.« Oder: »Nette Truppe hier.

Der da mit dem Rollkragenpulli sieht besonders sympathisch aus – ich werde ihn nachher mal ansprechen.«

Unser Kopf produziert etwa 60 000 Gedanken pro Tag. Manche sind hilfreich, andere weniger. In der Depression melden sich meistens genau diejenigen Gedanken, die wir am wenigsten brauchen können. Sie erzählen uns Geschichten von der eigenen Unzulänglichkeit, der Schlechtigkeit der Welt und der Aussichtslosigkeit unserer Lage. Viele dieser Gedanken kennen auch Menschen ohne Depression. So hat fast jeder vielleicht schon einmal die Vorstellung gehabt, in einer bestimmten Situation nicht »dazuzugehören« oder »anders zu sein« als andere. Wenn dieser Gedanke jeweils wahr wäre, wäre die Erde von lauter Aliens bevölkert.

Ungemütliche Gedanken können blitzschnell in unserem Kopf aufpoppen, ohne dass wir Kontrolle darüber haben. Entscheidend ist lediglich, wie wir mit ihnen umgehen. Der griechische Philosoph Epiktet hat vor ca. 2000 Jahren schon darauf hingewiesen, dass uns nicht die Dinge selbst, sondern unsere Vorstellungen darüber glücklich oder unglücklich machen. Das Gleiche gilt auch für Gedanken. Ich kann meine Gedanken als unumstößliche Tatsachen betrachten und mich in ihrem Strom mitreißen lassen, oder ich kann im Sessel meines Kopfkinos sitzen und über den inneren Film schmunzeln, der gerade wieder abläuft.

Was aber kann mir helfen, innerlich Abstand zum wilden Spiel meiner Vorstellungen zu gewinnen? Sie ahnen wahrscheinlich schon, dass der Achtsamkeit auch hier eine wichtige Bedeutung zukommt. Um unsere Gedanken gut einschätzen zu können, müssen wir zunächst einmal wahrnehmen, *dass* wir Gedanken haben. Das klingt banal, ist aber ein entscheidender Schritt: Erst in dem Augenblick, in dem wir nicht mehr mit einem Gedanken verschmolzen sind, können wir ihn vorbehaltlos unter die Lupe nehmen. Ein Fachwort dafür ist »Dezentrierung«: Wir treten innerlich quasi zurück und schauen uns vorbehaltlos an, was uns der Verstand gerade anbietet. Dadurch verlieren automatische Denkmuster ihre Macht über uns.

Die Prägungen, die wir schon früh erfahren haben, können eine Art Filter bilden, durch den wir immer nur ganz bestimmte Aspekte einer Situation erfassen und mehrdeutige Informationen in ganz bestimmter Art und Weise auffassen. So hatte beispielsweise Barbara immer den Eindruck gehabt, nicht so liebenswürdig und charmant wie ihre jüngeren Geschwister zu sein; positive Beachtung hatte sie sich verdient, indem sie besonders viel geleistet hatte. Eigentlich hatte sie sich schon viele Jahre zuvor am Küchentisch ähnliche Gedanken gemacht wie an dem Abend vor der Hütte: »Drinnen« waren die anderen; sie war alleine und konnte höchstens durch Leistungsbereitschaft und Zuverlässigkeit Punkte sammeln.

Eine Möglichkeit, sich weniger mit automatischen Gedanken und negativen Vorstellungen zu identifizieren, ist es, dem inneren Kopfkino tatsächlich einen Titel zu geben. Nachdem Barbara deutlich wurde, wie oft sie sich unliebenswürdig und unbeachtet fühlte, während sie sich für andere einsetzte, führte sie eine Überschrift für diesen inneren »Film« ein: Sie taufte ihre Serie »Die geschmähte Märtyrerin«. Sobald sie merkte, dass ihre Gedanken wieder eine neue Episode dieses inneren Films produzierten, versuchte sie, sich die Situation in Ruhe anzusehen, ohne sich damit zu identifizieren. Manchmal gelang es ihr dabei, neue Aspekte wahrzunehmen und innerlich Abstand vom Geschehen zu gewinnen, oder das Ganze mit etwas mehr Humor zu sehen.

Vielleicht möchten Sie selbst einmal den inneren Film Ihrer unliebsamen Denkmuster betiteln. Vielleicht kennen Sie Situationen, in denen Sie sich immer wieder mit ähnlichen Vorstellungen und Gedanken das Leben schwer machen. Damit ist natürlich weniger so etwas gemeint wie unbequeme, aber sinnvolle Überlegungen (z. B. »Ich sollte endlich mal den kaputten Autoscheinwerfer reparieren.«). Vielmehr geht es um Interpretationen von Situationen, die Sie selbst oder die Welt in ein schlechtes Licht rücken. Manchmal ist es hilfreich, einen möglichst »reißerischen« oder dramatischen Titel zu wählen, der vielleicht auch humorvoll etwas übertreibt, – wie etwa Ralf, der sich in sozialen Situationen schnell abgewertet fühlte und seine Sorgen »die Furcht vor der mörderischen Meute« taufte. Unser selbstkritischer Teil neigt auch häufig zu einer extremen Sicht der Dinge, selbst wenn uns das in der Situation selbst nicht auffällt. Wenn Sie möchten, schreiben Sie den Titel auf und hinterlegen ihn irgendwo für Sie sichtbar. Dann können Sie zu Ihrem eigenen Detektiv werden: Achten Sie darauf, in welchen Situationen eine Fortsetzung Ihres inneren Films auftaucht. Die Schauspieler können andere sein, die Szenen können sich in einem anderen Setting abspielen: Ihre innere Rolle kommt Ihnen sehr bekannt vor. Lenken Sie die Aufmerksamkeit freundlich auf die vertrauten Gedanken, die Ihr Geist produziert. Sie können ihm Anerkennung dafür schenken, dass er so viele Überlegungen für Sie anstellt. Dann entscheiden Sie sich, ob Sie die Vorschläge, die er macht, annehmen wollen.

Während Barbara den inneren Film kritisch unter die Lupe nahm, fiel ihr auf, dass sie zu bestimmten Denkverzerrungen neigte, die dazu führten, dass sie die Welt immer ein wenig problematischer wahrnahm, als sie wirklich war. Experten der kognitiven Verhaltenstherapie haben sich schon recht früh daran gemacht, diese Denkirrtümer zu entlarven, indem sie diese systematisch in Kategorien gepackt haben. Sie fanden heraus, dass Depressionen besonders häufig mit solchen Denkverzerrungen einhergehen. Im Folgenden sehen Sie eine Auflistung der häufigsten »Denkfallen«

- **Verallgemeinern**: Aus einem einzelnen Ereignis schließe ich, dass es immer so sein wird.
  Beispiel: *Ich habe eine Prüfung nicht geschafft und nehme an, dass ich auch bei künftigen Prüfungen scheitern werde.*
- **Schwarz-Weiß-Denken**: Ich sehe nur zwei Kategorien. Entweder alles ist gut oder die Lage ist schrecklich.
  Beispiel: *Entweder begehrt mich meine Partnerin stets oder ich bin ein unattraktiver Kerl.*

- **Willkürliches Schlussfolgern**: Ich ziehe spontan Schlüsse aus Situationen, ohne Beweise zu haben.
  Beispiel: *Niemand setzt sich zu mir ins Zugabteil, also muss ich eine unangenehme Erscheinung sein.*
- **Personalisieren**: Ich beziehe Dinge auf meine Person, die nicht in meiner Verantwortung liegen.
  Beispiel: *Ich trage Schuld am Autounfall meiner Schwester, weil ich sie nicht vom Bahnhof abgeholt habe.*
- **Katastrophisieren**: Ich mache aus kleinen Schwierigkeiten ein Desaster.
  Beispiel: *Ich wache mit Rückenschmerzen auf und fürchte, an einer unheilbaren Krankheit zu leiden.*
- **Perfektionistische Sichtweise:** Ich setze unerreichbar hohe Standards fest, an denen ich zwangsläufig scheitere.
  Beispiel: *Ich erwarte von mir, immer freundlich und zuvorkommend zu sein.*
- **Gedankenlesen:** Ich glaube, die Gedanken anderer Menschen zu erraten, ohne tatsächlich wissen zu können, was in ihrem Kopf vorgeht.
  Beispiel: *Die Freundin schenkt mir Badeöl, also denkt sie, ich pflege mich zu wenig.*
- **Emotionale Beweisführung**: Ich nehme ein Gefühl als direkten Beweis für eine Sache, ohne andere Gründe in Betracht zu ziehen.
  Beispiel: *Ich fühle mich meinem Bruder unterlegen, also bin ich weniger wert.*
- **Selektives Abstrahieren**: Ich konzentriere mich auf negative Einzelheiten einer Situation, ohne andere Aspekte für ihre Bewertung heranzuziehen.
  Beispiel: *Ich halte mich für eine schlechte Gastgeberin, wenn am Ende die Kaffeelöffel ausgehen.*

Häufig fallen uns derartige Denkfehler nicht auf, wenn wir die Situationen durchleben. Wir können uns jedoch immer wieder fragen, ob wir vielleicht in eine der Denkfallen getappt sind, wenn uns eine Situation besonders beschäftigt.

Gedanken sind Vorschläge unseres Geistes, die ebenso wahr wie unwahr sein können. Besonders wenn starke Gefühle im Spiel sind, fällt es uns jedoch schwer, mit Abstand auf unsere Denkprozesse zu schauen.

Einigen Menschen helfen Bilder, um das Spiel der Gedanken von einem hilfreichen Standpunkt aus zu betrachten: Wir können unsere Gedanken wie Blätter betrachten, die einen Fluss entlangtreiben, wie Wolken am Himmel oder wie vorbeiziehende Vögel. Wenn wir die Gedanken als sehr heftig und massiv erleben, können wir sie uns wie einen tosenden Wasserfall vorstellen, der über einen Felsen in die Tiefe stürzt. Wir stehen dahinter und sehen dem wilden Treiben zu. Manche Menschen bevorzugen Bilder aus dem Alltagsleben, indem sie sich immer wiederkehrende Gedanken wie ein penetrantes Radio vorstellen, das im Hintergrund vor sich hinplappert, oder wie einen Fernseher, der permanent mit grellen Bildern und eindringlichen Stimmen lockt.

Die folgende Übung kann als Experiment dienen, um einmal eine spielerische Haltung im Umgang mit Gedanken auszuprobieren.

Gedanken als tanzende Blätter

Nehmen Sie eine bequeme Sitzposition ein, lassen Sie die Augen sanft zufallen und vergegenwärtigen Sie sich eine Situation, die Sie schwierig fanden. Vielleicht standen Sie unter Anspannung, haben sich unsicher oder verärgert gefühlt. Möglicherweise waren Sie anschließend unzufrieden über Ihr eigenes Verhalten. Welche Gedanken gingen Ihnen in diesem Augenblick durch den Kopf? Lassen Sie die Gedanken in Ruhe vor Ihrem inneren Auge nochmals lebendig werden. Stellen Sie sich nun einen Baum vor, der irgendwo auf einer Wiese steht.

»Heften« Sie die Gedanken als bunte Herbstblätter an den Baum. Wenn Sie möchten, können Sie sich z. B. große, farbenfrohe Ahornblätter vorstellen, welche die Inschrift der Gedanken tragen. Vielleicht entstehen in Ihrer Vorstellung auch ganz andere Blattformen. Stellen Sie sich nun vor, dass ein leichter Windstoß die Blätter von den Zweigen löst. Sie schweben durch die Luft, trudeln ganz langsam nach unten oder werden vom Wind davongetragen. Ihre Gedanken, die so viel Einfluss auf Sie haben und Ihnen manchmal die Luft zum Atmen zu nehmen scheinen. Schauen Sie ihnen in Ruhe zu, wie sie durch den Raum schweben. Einige scheinen sich zu entfernen, manche segeln vielleicht direkt vor Ihrem Kopf noch ein wenig hin und her. Wenn Sie möchten, setzen Sie welche davon auf Ihre Handfläche und achten darauf, wie sie sich anfühlen. Vielleicht wollen Sie auch ausprobieren was geschieht, wenn Sie sie mit einem leichten Lufthauch vorsichtig anpusten. Ist es nicht erstaunlich, wie viele Gedanken unser Verstand jeden Tag aufs Neue produziert? Betrachten Sie das bunte Treiben aus Überlegungen, Plänen, Deutungen und Erinnerungen, die sich durch den Raum bewegen und schließlich zu Boden gleiten.

Wenn Sie bereit sind, verabschieden Sie sich wieder von den tanzenden Blättern. Spüren Sie den Kontakt mit dem Boden und der Sitzfläche, nehmen Sie ein paar langsame und bewusste Atemzüge und öffnen Sie wieder die Augen.

Einige Seiten zuvor haben wir bereits mit der Rolle des Beobachters in einer Übung experimentiert, bei der wir das Auftreten von Geräuschen wahrgenommen haben wie eine Antenne. Im Grunde bietet sich exakt die gleiche Haltung beim Auftreten von Gedanken an. Das mag zunächst merkwürdig klingen, da wir uns für Gedanken viel stärker zuständig fühlen als für Geräusche. Wie Geräusche können wir Gedanken jedoch auch zunächst nicht kontrollieren: Sie treten in unser Gewahrsein ein, verweilen dort einen Augenblick lang und ziehen dann wieder vorbei.

In der Sitzmeditation können wir diesen Prozess des Gedanken-Beobachtens auch praktisch üben. Dabei können wir unsere Gedanken loslassen, indem wir sie wahrnehmen als das, was sie sind. Das mag zunächst paradox klingen, doch ein erster Schritt zum Loslassen ist die Erkenntnis darüber, was uns schwerfällt, loszulassen. Während es in den vorhergehenden Übungen darum ging, kreativ mit den eigenen Gedanken umzugehen oder uns durch bestimmte Vorstellungen eine innere Distanz zu unseren Denkinhalten zu erleichtern, ist die Sitzmeditation eine Einladung, das Denken zur Ruhe kommen zu lassen, sodass sich das Wesentliche dahinter offenbaren kann. Tauchen viele Gedanken auf, tut das der Sitzmeditation dennoch keinen Abbruch: Wenn wir das unruhige Andrängen von Bildern, Überlegungen oder auch Plänen mit gelassener Aufmerksamkeit betrachten, sind wir gleichzeitig im Hier und Jetzt. Wir nehmen das Ringen unseres Verstandes dann wahr wie andere Erfahrungen auch, ohne uns damit identifizieren zu müssen.

Es empfiehlt sich, die folgende Übung regelmäßig anzuwenden, vielleicht zunächst für etwa 10 bis 15 Minuten täglich. Wählen Sie am besten einen festen Zeitpunkt, der es Ihnen leicht macht, die Übung in den Tagesablauf zu integrieren.

Da uns die Meditation ermöglichen kann, für eine ganze Weile bequem und gleichzeitig wach zu sitzen, finden Sie im folgenden Kästchen eine kurze Anregung für eine hilfreiche Sitzposition.

Suchen Sie sich einen Platz, an dem Sie sich wohlfühlen. Das kann ebenso ein Meditationskissen wie ein bequemer Stuhl oder Sessel sein. Erlauben Sie sich, eine ebenso aufrechte wie entspannte Haltung einzunehmen. Wenn Sie ein Meditationskissen verwenden, können Sie die Beine leicht überkreuzen oder voreinander legen, um einen breiten Kontakt mit dem Boden zu haben. Eine weitere Möglichkeit besteht darin, im Fersensitz Platz zu nehmen und ein Kissen unter das Gesäß zu legen, der sogenannte »Diamantsitz«. Für eine stabile, we-

nig anstrengende Position ist es in jedem Fall günstig, wenn die Knie nicht höher liegen als das Becken. Die Arme ruhen im Schoß, auf den Knien oder der Stuhllehne. Wenn Ihnen das Bild zusagt, können Sie sich vorstellen, dass aus Ihrem Schoß eine Blume nach oben wächst, die der Sonne entgegenstrebt. Die aufgerichtete Wirbelsäule bildet den Stängel, während der gerade ausgerichtete Kopf den Blütenkelch darstellt. Versuchen Sie nicht allzu sehr, sich anzustrengen und eine möglichst gute Haltung einzunehmen. Die Anregungen wollen keine Vorschriften sein, sondern nur eine Orientierung geben, wie wir mit etwas Übung einen wachen und gleichzeitig gelösten Körperzustand einnehmen können. Da die körperliche Ruhe auch den Geist beruhigt, ist es sinnvoll, sich während der Meditation nicht zu bewegen. Wenn das Bedürfnis nach Veränderung der Sitzposition groß ist, kommen Sie ihm ganz aufmerksam und bewusst nach.

Anleitung zur Sitzmeditation

Geben Sie sich genügend Raum, eine geeignete Sitzposition zu finden. Das hier ist Ihre Zeit – es gibt nichts zu tun, nichts zu erreichen. Schließen Sie die Augen sanft oder lassen Sie sie entspannt auf einem Punkt ruhen. Erlauben Sie Ihren Muskeln, unnötige Anspannung loszulassen und an den Boden oder den Stuhl abzugeben. Während der Geist vielleicht noch mit verschiedenen Dingen beschäftigt ist, können Sie spüren, wie der Körper allmählich zur Ruhe kommt. Würdigen Sie sich für die Absicht, hier zu sitzen und den Dingen des Augenblicks Raum zu geben. Spüren Sie dann bewusst die Bewegungen des Atems und begleiten Sie den Atem eine Weile mit Ihrer Aufmerksamkeit, ohne ihn zu beurteilen oder verändern zu wollen. Werden Sie sich der Tatsache gewahr, dass der ganze Körper in die Atmung einbezogen ist und jeden Atemzug »mitlebt«, ganz von selbst. Nehmen Sie dann für eine Weile Geräusche in den Fokus, die Sie im Raum, von draußen oder auch aus dem Inneren Ihres Körpers wahrnehmen. Registrieren Sie sie so offen und unvoreingenommen wie möglich, ohne darüber nachzudenken. Achten Sie auch auf die Stille zwischen den Geräuschen, sowie den Beginn und das Ende eines Geräuschs. Nun lösen Sie sich allmählich wieder von den Geräuschen und richten die Aufmerksamkeit auf Ihre Gedanken. Nehmen Sie einfach wahr, wie die Gedanken als geistige Ereignisse ebenso wie Geräusche im Kopf auftauchen, ins Zentrum des Bewusstseins gelangen und allmählich wieder verschwinden. Versuchen Sie, sie nicht zu verurteilen oder zu verändern, sondern lediglich zu registrieren. Wenn Sie möchten, können Sie die Gedanken im Geiste auch mit kleinen »Etiketten« versehen, während Sie sie betrachten – quasi so, als würden Sie sie mit kleinen Haftnotizen behängen. »Planen«, »Überlegen«, »Urteilen«, »Erinnern« oder Ähnliches könnte darauf stehen. Wenn Sie sich im Dickicht der Gedanken zu verlieren drohen oder sich von einem Gedanken davontragen lassen, können Sie den Atem als Anker nutzen, um wieder in den aktuellen Moment zurückzukehren und die Gedankenbetrachtung fortzusetzen. Achten Sie auch auf die Qualität der Gedanken. Erscheinen Ihnen die Gedanken ruhig dahinplätschernd, blass, entfernt? Oder wirken sie sehr eindringlich oder schnell aufeinander folgend, sind sie vielleicht sehr nahe und plastisch? Lehnen Sie sich innerlich zurück – Sie müssen nichts verändern, sondern können einfach dem Schauspiel der Gedanken als Zeuge beiwohnen.

Für die letzten Minuten lösen Sie noch den Aufmerksamkeitsfokus von den Gedanken und lassen Sie die Aufmerksamkeit ganz weit werden. Registrieren Sie einfach alles, was in Ihr Gewahrsein gelangen möchte – Körperempfindungen, Geräusche, Gedanken, Gefühle oder einfach der Atem. Öffnen Sie dann langsam die Augen und kehren Sie mit der Aufmerksamkeit in den Raum zurück.

Manchmal kann es geschehen, dass während der Sitzmeditation besonders viele schwierige Gedanken auftauchen. Achtsamkeit bringt oftmals genau das an die Oberfläche, was uns im Inneren beschäftigt. Wenn wir eine offene, interessierte und nicht verurteilende Haltung üben, können wir diesen Dingen jedoch die Schärfe nehmen. Es kann eine kraftvolle Erfahrung sein, gegen herausfordernde Gedanken nicht anzukämpfen, sondern ihnen aus einer weiteren Perspektive ins Auge zu blicken. So wie alle anderen Dinge werden auch diese Gedanken eine Weile Aufmerksamkeit auf sich ziehen und dann allmählich wieder verschwinden.

Grübeln besteht aus zwei Teilen

Wie steht es aber mit Grübeln? Ist Grübeln auch ein Ereignis im Kopf, dem wir in erster Linie als Zuschauer begegnen können? Beim Grübeln entscheiden wir uns dafür, einem Sachverhalt fortwährend Beachtung zu schenken, indem wir ihn immer wieder inhaltlich auseinandernehmen, ohne in unserem Lösungsprozess weiterzukommen. Grübeln zeichnet sich nämlich dadurch aus, dass wir immer wieder die gleiche Wegstrecke im Kopf nehmen. Dabei ist unser Ringen um Antworten durchaus nachvollziehbar. Wir fragen uns vielleicht, ob wir nicht doch ein anderes Studienfach hätten wählen sollen, warum der Partner uns verlassen hat oder ob uns das Leben in einer anderen Stadt nicht glücklicher machen würde. Wir finden keine befriedigende Antwort und verhaken uns immer stärker im angestrengten Bemühen um eine Lösung. Dabei verhalten wir uns unwillentlich wie jemand, der permanent Öl ins Feuer gießt, um die Flammen zu löschen: Das Problem gewinnt in unserem Kopf immer mehr an Wichtigkeit, und manchmal mag es uns erscheinen, als könnten wir uns erst wieder anderen Dingen zuwenden, wenn wir eine Lösung auf die brennenden Fragen gefunden haben.

Aber warum tun wir so etwas überhaupt? Viele Therapeutinnen und Therapeuten gehen davon aus, dass Grübeln auch eine

Schutzfunktion haben kann. Vielleicht haben Sie selbst schon einmal die Erfahrung gemacht, dass intensives Nachdenken einen beruhigenden Einfluss hatte, als Sie innerlich sehr aufgewühlt oder angespannt waren. Wenn wir grübeln, bleiben wir im Kopf, statt uns mit schwierigen Gefühlen oder dem Aufruhr in unserem Körper auseinandersetzen zu müssen. Da wir in zahlreichen anderen Situationen die Erfahrung gemacht haben, dass Nachdenken zum Ziel führt, probieren wir diese Strategie immer weiter – selbst dann, wenn wir merken, dass wir uns mit unseren Überlegungen im Kreis drehen. Manchmal kann Grübeln auch davor bewahren, tatsächlich eine Entscheidung treffen zu müssen, der wir uns dann mit allen Konsequenzen zu stellen hätten. Möglicherweise ist in einzelnen Situationen die Angst vor Misserfolg oder einer Fehlentscheidung größer als die Belastung, die wir durch das Grübeln erfahren.

Wenn wir Grübelverhalten genauer unter die Lupe nehmen, fällt auf, dass es im Grunde aus zwei Teilen besteht. Der erste Teil sind sich aufdrängende Gedanken. Wie wir oben gesehen haben, haben wir wenig Einfluss darauf, welche Gedanken in unserem Kopf entstehen. Wir können im Gegenteil sogar ziemlich sicher sein, dass sie umso hartnäckiger darin verweilen, je stärker wir sie verjagen möchten. Möglicherweise haben Sie bereits einmal von dem gedanklichen Experiment mit dem blauen Elefanten gehört, der sich gerade dann ständig ins Bewusstsein drängt, wenn wir versuchen, fünf Minuten lang nicht an ihn zu denken. Der zweite Teil des Grübelns ist jedoch im Grunde eine Reaktion auf die aufdringlichen Gedanken: Wir lassen den blauen Elefanten nicht einfach Elefanten sein, sondern beginnen innerlich, ihn auseinanderzunehmen. Wir stellen Überlegungen über seine Form, seine Farbe oder die Beschaffenheit seines Rüssels an.

Lars beispielsweise vermied soziale Kontakte häufig deshalb, weil er anschließend immer wieder darüber nachgrübeln musste, ob er irgendetwas falsch gemacht hatte. Tatsächlich schoss ihm der Gedanke: »O Gott, habe ich einen Fehler gemacht?«, schneller durch den Kopf, als er es verhindern konnte. Manchmal durchkämmte er jedoch da-

raufhin im Geiste nochmals lange Gesprächssequenzen, um sicherzugehen, dass nichts wirklich Peinliches passiert war. Was mochte sein Gegenüber nach dieser geistlosen Bemerkung über ihn denken? Hatte er bei dem Gespräch um Baufinanzierung nicht viel zu lange geschwiegen? Je detaillierter er aber die Situationen wiederholt in seinem Kopf durchforstete, desto unsicherer wurde er. Gleichzeitig fühlte er sich von seinen angestrengten Grübeleien so absorbiert, dass er manchmal gar nicht mehr wahrnahm, was um ihn herum passierte. Schließlich ermutigte ihn ein Freund, auf die Analysen zu verzichten und bewusst auf das zu achten, was gerade tatsächlich im aktuellen Augenblick geschah. Das war leichter gesagt als getan, aber Lars gelang es mit etwas Übung zunehmend besser, die Aufmerksamkeit nach außen zu lenken. Dabei versuchte er, sich nicht für seine Unsicherheit zu verurteilen, sondern erkannte an, dass er Angst davor hatte, etwas falsch gemacht zu haben. Wenn der Gedanke an eine falsche Handlung aufkam, versuchte er, ihn zu »begrüßen«: »Ach, da bist du ja wieder, alter Zweifler. Nett, dass du dir so viele Gedanken machst, aber ich werde nicht wieder die ganze Situation zerpflücken. Wenn du willst, begleite mich heute eben; nimm es mir aber nicht übel, wenn ich mich auch um andere Dinge kümmere!« Damit nahm er das Angebot der Achtsamkeit an: Er lenkte die Aufmerksamkeit bewusst auf den Augenblick und sah alles was da war – einschließlich seiner Angst, etwas falsch gemacht zu haben –, ohne in Selbstabwertungen zu verfallen.

Tatsächlich können wir uns zumindest teilweise entscheiden, welche Gedanken wir »füttern« möchten, indem wir sie in den Mittelpunkt unserer Aufmerksamkeit stellen und unser Handeln bestimmen lassen. Das ist in depressiven Phasen mitunter sehr schwierig: Je schlechter unsere Stimmung ist, desto stärker werden negative Gedanken in unserem Inneren aktiviert und desto mehr scheint uns die Energie zu fehlen, uns nicht von ihnen mitreißen zu lassen.

Ein kleiner Trost kann es sein, dass wir die Grübelattacken nicht niederkämpfen müssen. Wir können wahrnehmen, dass wir wieder im Grübelkarussell feststecken, und überlegen, wie wir möglichst gut mit uns umgehen können. Manchmal mag die Tendenz zum Grübeln so stark sein, dass es einfach geschieht. Auch Lars fühlte sich gelegentlich von seinen düsteren Gedanken aus der Bahn geworfen. Er versuchte sich dann Anerkennung dafür zu geben, dass er eine schwere Zeit durchmachte, aber die Situation war nicht einfach für ihn.

Verabredung mit den Sorgen

Manchmal können unsere Sorgen auch wirklich bedeutsam erscheinen, sodass wir eine Auseinandersetzung mit ihnen für notwendig halten. Wir möchten uns aber nicht ständig mit ihnen beschäftigen, auch wenn Niedergeschlagenheit und Verunsicherung dazu verleiten mögen. Wie wir wissen, ist es kräftezehrend, während unserer Alltagstätigkeiten immer wieder über belastende Dinge zu grübeln, abgesehen davon, dass wir dann weder der Tätigkeit noch dem Problem in unserem Kopf ausreichend Aufmerksamkeit schenken können.

Der erste Schritt besteht darin, dass wir unser Grübeln überhaupt als Grübeln identifizieren. Das ist ein wichtiger, wenngleich nicht immer einfacher Schritt. Als Nächstes können wir uns einen Zeitraum festlegen. Beispielsweise können wir uns dafür entscheiden, dem Grübeln noch etwa zehn Minuten Raum zu geben, um uns dann einer anderen Tätigkeit wie etwa Sport, einem Telefonat oder einer anderen aktiven Handlung zu widmen. Manchmal kann sogar eine bewusste »Verabredung mit den Sorgen« hilfreich sein: Wir wählen eine festgelegte Uhrzeit und einen bestimmten Ort, an dem wir uns regelmäßig aktiv mit unserem Problem auseinandersetzen, z. B: »Jeden Tag um 17 Uhr nach der Heimkehr setze ich mich für eine halbe Stunde in den großen Lehnstuhl und denke darüber nach, warum meine Beziehung auseinandergegangen ist.« Tauchen während des Tages beunruhigende Gedanken an mein Problem auf, kann ich sie freundlich registrieren und innerlich auf mein ganz privates Date verweisen, bei dem ich mich aktiv mit ihnen auseinandersetzen werde.

Gehmeditation – mit jedem Schritt im Augenblick ankommen

Wenn der Kopf voller niederschmetternder oder aufwühlender Gedanken ist, kann es mitunter schwer sein, sich auf den gegenwärtigen Augenblick zu konzentrieren. Manchmal mögen die inneren Bilder, Vorstellungen und Sorgen so massiv und erdrückend sein, dass sie uns von allem abzuschirmen scheinen, was uns umgibt. Viele Menschen berichten, dass es dann in erster Linie Bewegung ist, die ihnen helfen kann, wieder in den gegenwärtigen Moment zurückzufinden.

Die Gehmeditation ist eine jahrtausendealte Tradition, die uns mit dem gegenwärtigen Augenblick verbinden kann. Dabei müssen die aufdringlichen Gedanken nicht verschwinden. Wir können uns durch das langsame, bewusste Gehen aber immer wieder auf das besinnen, was sonst noch da ist: unser Körper, unsere Bewegungen, der Raum und der Kontakt mit dem Boden.

Sie können die Gehmeditation bei sich zu Hause im Wohnzimmer oder auch draußen an einem ruhigen Ort durchführen, z. B. während eines Spaziergangs in der Natur. Für die Gehmeditation gibt es kein vorgeschriebenes Tempo. Gerade am Anfang ist es jedoch leichter, mit langsamen Bewegungen zu beginnen, um die Aufmerksamkeit leichter auf die Bewegungen lenken zu können.

Stellen Sie sich zunächst einen Moment lang aufrecht hin und schenken Sie Ihrem Körper Aufmerksamkeit. Nehmen Sie die Aufrichtung nach oben wahr und spüren Sie den Kontakt mit dem Boden. Achten Sie darauf, an welchen Stellen die Fußsohle in Berührung mit dem Untergrund ist. Vielleicht spüren Sie auch eine Präferenz, mit welchem Bein Sie zunächst loslaufen möchten. Beginnen Sie dann langsam zu gehen. Nehmen Sie bewusst wahr, wie Sie die Fußsohle vom Boden abheben, wie es sich anfühlt, wenn nur noch ein Fuß Kontakt mit dem Boden hat. Spüren Sie die Gewichtsverlagerung während des Schrittes und die Empfindungen, wenn Sie wieder mit beiden Füßen Bodenkontakt haben. Gehen Sie so schnell bzw. so langsam, dass es Ihnen gut gelingt, immer wieder die Aufmerksamkeit auf die Empfindungen beim Gehen zu richten. Vielleicht können Sie auch einen leichten Luftzug beim Gehen spüren, oder nehmen bewusst wahr, wie die Umgebung an Ihnen vorbeizieht, während Sie Ihre Schritte machen. Wenn Ihre Gedanken abschweifen, ist das nicht weiter schlimm – kehren Sie einfach zu den Empfindungen des Gehens zurück. Wenn Sie nur eine Strecke von wenigen Metern auf- und abschreiten, nehmen Sie die Wendung am Ende der Strecke jeweils ganz bewusst wahr. Spüren Sie die Gewichtsverlagerung und beobachten Sie z. B., wie viele Muskeln arbeiten, um die Bewegung zu vollziehen. Wenn Sie möchten, können Sie auch die Schritte mit den Bewegungen des Atems synchronisieren, indem Sie z. B. bei jedem Auftreten ausatmen. Zum Schluss bleiben Sie noch eine Weile stehen und nehmen Sie die Empfindungen in Ihrem Körper wahr. Hat sich im Vergleich zum Beginn etwas verändert oder sind die Empfindungen gleich geblieben?

Die Clique der Selbstsaboteure kennen

Sebastian hatte nach längerer Arbeitslosigkeit wieder begonnen, stundenweise in einem Laden für Outdoor-Ausrüstung zu arbeiten. Die Tätigkeit empfand er zwar als anstrengend, doch sie bereitete ihm zunehmend Freude. Als das erste Monatsgehalt auf seinem Konto landete, musste er feststellen, dass der Überweisungsbetrag geringer war als vereinbart. Sofort wurden verschiedene Stimmen in Sebastian laut. Besonders schnell meldete sich eine schrille, selbstkritische Stimme in seinem Kopf, die ihm vorwarf, bei den Gehaltsverhandlungen offenbar nicht gut genug zugehört zu haben. Als Sebastian sie eines Besseren belehren konnte, wartete sie mit einem anderen Ar-

gument auf: »Dann hast du sicher nicht gut genug gearbeitet. Nun siehst du, was deine Tätigkeit für deinen Chef wert ist!« Kurz darauf meldete sich eine andere Stimme zu Wort: »Wenn du ihn nett bittest, wird er vielleicht freundlich sein und das Geld überweisen. Aber sei nicht zu forsch!« Eine weitere Stimme versuchte ihn zu überzeugen, nichts zu unternehmen: »Warum der ganze Aufwand für 90 Euro! Das machst du mit etwas Sparsamkeit wieder wett. Du arbeitest doch erst seit Kurzem hier und bist noch in der Probezeit – willst du gleich das Büro deines Chefs stürmen?« Schließlich versuchte es eine letzte Stimme mit Schmeicheln: »Du bist doch ein feiner Kerl, der über eine kleine Panne diskret hinwegsieht. Lass die Angelegenheit auf sich beruhen und tu einfach deinen Job.«

Wir alle kennen solche Stimmen in unserem Kopf, auch wenn ihre Tricks sich von denen unterscheiden mögen, mit denen Sebastian zu kämpfen hat. Mit Abstand können wir über ihre Argumente vielleicht schmunzeln, aber in der Situation selbst sind sie meistens sehr mächtig. Sie verleiten uns zu ungünstigen Interpretationen der Ereignisse, die uns davon abhalten, das zu erreichen, was wir wirklich möchten. Manchmal hilft es, die unterschiedlichen Positionen zu entlarven, wenn wir sie mit Namen versehen. So erkennen wir sie unter Umständen beim nächsten Mal schneller, und können eine bewusstere Entscheidung treffen, ob wir uns auf sie einlassen.

Sebastian nannte die selbstabwertende erste Stimme den »Zerstampfer«, weil sie seine berechtigten Anliegen durch radikale Abwertungen zunichtemachte. Die Botschaft dieser Stimme war grundsätzlich: »Du taugst nichts und hast daher keine Ansprüche zu stellen!« Die zweite Stimme taufte er den »kleinen schüchternen Jungen«. Dieser vertrat die Einstellung: »Wenn du immer lieb und angepasst bist, haben die anderen vielleicht Erbarmen!« Immerhin war dieser Part nicht ganz hoffnungslos, aber er bewirkte, dass Sebastian sich klein und schwach fühlte. Besonders gefährlich war die »Nebelmaschine«. Immer dann, wenn Sebastian ein berechtigtes Anliegen hatte, versuchte sie ihn davon zu überzeugen, dass das Ziel gar nicht so be-

deutsam sei, sich der Aufwand nicht lohne und er sowieso nicht sicher sein könne, was bei seinem Vorhaben herauskommen würde. Regelrecht hinterlistig war der »Wohltäter«, der Sebastians Wunsch nach sozialem Verhalten ausnutzte. Immer dann, wenn Sebastian für seine Rechte einstehen wollte, gaukelte er ihm vor, wie bewundernswert und souverän sich Sebastian verhalten würde, wenn er seine Bedürfnisse zurückstellte.

Mit wem habe ich die Ehre?

Meiner Erfahrung nach ist es wichtig, diese Stimmen nicht von vorneherein zu verurteilen. Sie stammen nicht selten von prägenden Bezugspersonen, die uns keine besseren Botschaften zu vermitteln wussten, weil sie es selbst nicht anders gelernt hatten oder nicht ahnten, was sie mit ihrer Haltung auslösten. Manche selbstsabotierenden Stimmen haben wir auch selbst gezüchtet, weil sie zunächst einen beruhigenden Effekt auf uns hatten. Vielleicht haben sie uns vorübergehend das Gefühl gegeben, die Dinge besser kontrollieren zu können oder uns zu schützen.

Ein Vernichtungskampf gegen den Zerstampfer kann sehr zermürbend sein, wie Sebastian feststellen musste. Er machte die Entdeckung, dass es ihn weniger Kraft kostete, wenn er die negativen Stimmen vor sich hinplappern ließ, ohne auf ihre Argumente einzugehen. »Mit wem habe ich die Ehre?«, fragte er sich oft im Stillen. Nach der ersten Zuordnung visierte er dann oft sein Ziel an: Was störte ihn eigentlich wirklich? Was wollte er erreichen? In der oben beschriebenen Angelegenheit wurde ihm schnell klar, dass er für die Einhaltung der Vereinbarungen sorgen wollte. Er ging am nächsten Tag zu seinem Chef und bat ihn um Überweisung des fehlenden Betrags – nicht mehr und nicht weniger.

KAPITEL 8

Leben mit Emotionen

»Das Schlimmste, was dir mit Gefühlen passieren kann, ist sie zu fühlen.«

(Rodney Smith)

Verena vermied Besorgungen in der Stadt, wann immer es ihr möglich war. Wenn sie im Vorbeilaufen andere Menschen in Straßencafés beim Plaudern beobachtete oder Passanten erblickte, die fröhlich mit Einkaufstüten durch die Fußgängerzone schlenderten, überkam sie eine starke Wut auf sich selbst. Beschämt erhaschte sie gelegentlich ihr Spiegelbild im Fenster und strafte ihre heruntergezogenen Mundwinkel mit Verachtung. Sicher, sie hatte in den vergangenen Jahren viel Stress bei der Arbeit, aber hatten das andere nicht auch? Warum gelang es ihr nicht, mit Freude und Gelassenheit durchs Leben zu gehen? Warum musste sie täglich gegen ihre Niedergeschlagenheit ankämpfen, während sich andere unternehmungslustig in die Anforderungen des Alltags stürzten? Konnte sie nicht ein wenig mehr Heiterkeit empfinden oder zumindest Zufriedenheit ausstrahlen?

Solche oder ähnliche Gefühle und Gedanken sind den meisten Menschen mit Depression nicht fremd. Viele Dinge laufen anders, als wir sie uns wünschen. Das können kleine Alltagsereignisse sein wie der kaputte Stoßdämpfer am Auto oder bedeutsamere Dinge, die uns lange und intensiv beschäftigen, wie etwa die Trauer über den Verlust eines geliebten Menschen oder anhaltende Niedergeschlagenheit und Kraftlosigkeit wie in Verenas Fall. Schwierige Gefühle im Rahmen depressiver Episoden können besonders schwer zu ertragen sein, da es oftmals keinen greifbaren Auslöser gibt und sich häufig kein unmittelbarer Sinn erschließt.

In zahlreichen Alltagssituationen haben wir Strategien, um ungewollte Zustände zu beenden: Wenn wir Hunger haben, begeben wir uns auf die Suche nach Nahrung; ist die Fensterscheibe verschmutzt, reinigen wir sie, um wieder bessere Aussicht zu haben.

Wie wir bereits im Kapitel über Gedanken gesehen haben, besitzen wir über innere Prozesse jedoch nicht die gleiche Kontrolle. Gedanken und Gefühle entstehen, sind eine Weile da und verschwinden dann wieder – manchmal sehr schnell, manchmal erst nach längerer Zeit. Manche verwenden für den erfolglosen Versuch, Kontrolle über Gedanken und Gefühle zu gewinnen, gerne ein Bild vom Wasserball: Wenn ich mit aller Kraft versuche, einen Ball unter die Oberfläche des Wassers zu drücken, mag mir das mit einiger Anstrengung kurz gelingen. Im nächsten Augenblick schießt der Ball jedoch umso heftiger wieder empor. Ein Patient brachte einmal ein anderes anschauliches Beispiel, wie er seine ungewollten Gedanken und Gefühle erlebt: Solche unliebsamen inneren Prozesse verhalten sich wie Zahnpasta, die aus der Tube quillt. Wenn wir sie wieder in die Tube hineindrücken wollen, verschwenden wir unnötig Energie und Zeit.

Wenn wir von uns verlangen, dass wir glücklich sind, obwohl wir gerade Traurigkeit empfinden, stellen wir uns also zumeist vor eine unlösbare Aufgabe – keine besonders gute Voraussetzung zum Glücklichsein. Das Fatale ist, dass wir durch zusätzlichen Ärger, Selbstvorwürfe oder Enttäuschung über unangenehme Gedanken und Emotionen noch zusätzliches Leid auslösen.

Umgekehrt wäre es nicht hilfreich, in Resignation zu verharren. Wie wichtig ist es, dass wir gerade in schwierigen Situationen »auf unserer Seite« stehen, wie der Neuropsychologe Rick Hanson es ausdrückt!

Aber wo ist der Freiraum versteckt, den wir als Mensch haben?

Innere Freiheit durch Achtsamkeit

Stellen Sie sich vor, Sie haben eine Radtour zu einem Ausflugslokal in der Natur unternommen. Als Sie gestärkt den Rückweg antreten möchten, bemerken Sie beim Verlassen des Gasthauses, dass es heftig zu regnen begonnen hat. Eine dicke Wolkendecke hat sich am Himmel zusammengebraut, und es sieht nicht danach aus, als würde der Regen schnell vorüberziehen. Einen Regenschutz haben Sie nicht zur Hand. Da Sie in wenigen Stunden noch einen weiteren Termin haben, erscheint das Warten auf Wetterbesserung jedoch nicht realistisch. Was können Sie tun? Eine Möglichkeit bestünde darin, sich schimpfend, mit hochgezogenen Schultern und grimmigem Gesichtsausdruck durch die herabprasselnden Wassermassen zu kämpfen. Eine zweite Möglichkeit wäre, an den vergangenen Strandurlaub zu denken, sich die warme Sonne auf der Haut vorzustellen oder konkrete Pläne für den nächsten Urlaub zu schmieden.

Sicher erleben die meisten Menschen die zweite Variante, also Ablenkung von der unangenehmen Erfahrung, deutlich hilfreicher als das Ärgern über die aktuelle Situation. Tatsächlich ist Ablenkung ein wirkungsvolles Werkzeug, das uns bei einigen Alltagsschwierigkeiten helfen kann, angenehmer durchs Leben zu kommen. Nicht immer aber gelingt es, sich in der Vorstellung an einen anderen Ort zu begeben. Wer schon einmal eine depressive Episode erlebt hat, weiß, dass es häufig nicht möglich ist, einen angenehmeren Zustand herbeizufantasieren, weil durch die Depression alles düster eingefärbt erscheint. Auch Verena gelang es bei ihren Einkaufsgängen nicht, sich durch angenehme Vorstellungen aufzumuntern, wenngleich ihr das häufig von Angehörigen und Bekannten in guter Absicht geraten wurde.

Doch es gibt eine weitere Möglichkeit. Stellen Sie sich vor, durch den Regen zu fahren und dabei mit Offenheit wahrzunehmen, was geschieht. Fühlt sich der Regen warm oder kühl an? An welchen Körperstellen bleibe ich länger trocken? Ist das Nasswerden unangenehm? Vielleicht sogar: Woran merke ich eigentlich, dass es unangenehm ist? Wie klingt der Regen auf dem Asphalt? Liegt ein anderer Geruch in der Luft als vor dem Regen? Gibt es irgendetwas, mit dem ich es mir leichter machen kann? Vielleicht die Anspannung im Nacken loslassen? Was kann ich wahrnehmen bei so einem Regenguss auf der Landstraße? Sind vielleicht Regenwürmer unterwegs?

Vielleicht fragen Sie sich nun, warum wir unwirtlichen Wetterverhältnissen und nasser Haut Aufmerksamkeit schenken sollten. Der grundlegende Unterschied ist die veränderte Einstellung gegenüber der persönlichen Erfahrung. In dem Augenblick, in dem ich nicht zusätzliche Energie in den Kampf gegen das unangenehme Erleben stecke, kann ich eine innere Freiheit entwickeln. Ich kann mich dem schwierigen Erlebnis eher wie ein Forscher mit einer Lupe nähern.

Als Kind war ich sehr fasziniert von einem Bildband, der Alltagsphänomene wie Staub in einer Zimmerecke oder Insekten in tausendfacher Vergrößerung enthielt. Ich war beim Betrachten der Seiten jedes Mal verblüfft darüber, welch interessante Gebilde sich in scheinbar belanglosen Alltagsphänomenen verbargen. Vielen Dingen, wie etwa dem Facettenauge einer Fliege, konnte ich eine gewisse Ästhetik nicht absprechen, auch wenn ich sie bei gewohnter Betrachtung eher unansehnlich fand. Erst viel später begann ich mich dafür zu interessieren, die gleiche Neugier auch gegenüber eigenen Gedanken und Gefühlen zu entwickeln, einschließlich meiner Wut, Scham oder Angst gegenüber Gedanken und Gefühlen, die ich eigentlich nicht haben wollte. Dies half mir mit der Zeit, innerlich freier zu werden. Meine Traurigkeit in schwierigen Phasen, das war nicht etwas wie das Pech im Märchen von Frau Holle, das an mir klebte und mich für immer kennzeichnete, sondern eher etwas neben mir, das ich ohne Bedrohung wahrnehmen konnte, so wie die streunende Katze, die es aus irgendeinem Grund immer wieder in unsere Wohnung zog.

Hilfreicher, aber gar nicht immer einfach kann es also sein, unangenehmen Erfahrungen mit Offenheit und Freundlichkeit zu begegnen. Das ist das Angebot der Achtsamkeit. Wir können uns entspannen, wenn wir aufhören, von den Dingen zu verlangen, dass sie anders sind, als sie sind. Wir können uns also im gegenwärtigen Moment mit all seinen Qualitäten niederlassen und im nächsten Schritt überlegen, was uns nun mit oder trotz der schwierigen Umstände guttun würde.

Auch Verena erlebte ihre Einkäufe deutlich weniger aufreibend, wenn sie sich nicht zusätzlich für ihre Niedergeschlagenheit anklagte oder von sich verlangte, besserer Stimmung zu sein. Auch jetzt noch ist sie nicht begeistert, wenn sie sich kraftlos fühlt und an nichts freuen kann, während sie ihren Erledigungen nachgeht. Dennoch wird ihr leichter ums Herz, wenn sie ihre Stimmung einfach zur Kenntnis nehmen kann. »So, da seid ihr also wieder, Traurigkeit und Müdigkeit«, denkt sie manchmal innerlich, »dann kommt eben mit zum Einkaufen!«

Aussteigen aus dem Automatismus

Der erste Schritt, aus der automatischen Reaktionsweise auszusteigen und wahrzunehmen, was überhaupt geschieht, ist manchmal zugleich der schwierigste.

Vielleicht möchten Sie in diesem Augenblick beim Lesen kurz innehalten und darauf achten, welche Gefühlsqualität Sie gerade jetzt in diesem Moment wahrnehmen können. Gibt es ein oder mehrere Gefühle? Sind diese eher stark oder schwach ausgeprägt? Können Sie die Gefühle auch körperlich spüren? Vielleicht gibt es auch kein bestimmtes Gefühl, sondern eher ein »Gefühl von Gefühllosigkeit«. Nehmen Sie dann einfach so gut wie möglich dieses Gefühl wahr. Vielleicht möchten Sie einmal beobachten, ob es sich mit der Zeit verändert oder gleich bleibt. Sie können keine »falsche« Entdeckung machen – wichtig ist allein, dass Sie wahrnehmen, was geschieht.

Die Macht der Angst

Häufig spielen auch Angstgefühle bei Depressionen eine große Rolle, da sie verhindern können, dass wir auf diejenigen Dinge zugehen, die uns guttun. Damit rutschen wir schnell in die Spirale der Depression: wachsende Inaktivität verstärkt das Gefühl von Niedergeschlagenheit; zunehmende Niedergeschlagenheit führt zu noch stärkerer Passivität.

Sarah etwa fühlte sich aus Angst vor Abweisung bei der Bewerbung um eine neue Arbeitsstelle wie gelähmt. Schließlich wagte sie es nicht einmal mehr, die Stellenanzeigen durchzulesen. Mark, der bereits im ersten Kapitel vorgestellt wurde, wünschte sich sehnlichst mehr soziale Kontakte und sportliche Aktivität im Alltag. Aus Angst, nicht gut genug zu spielen, schob er jedoch die Anmeldung im Basketballverein vor sich her. Da er einem Bekannten eine vage Zusage gegeben hatte, das nächste Mal zum Training mitzukommen, nahm er aus Angst vor dessen Anruf zeitweise gar nicht mehr den Hörer ab. Lassen wir uns von Angstgefühlen einschüchtern, schränken wir unser Leben stark ein.

In der Akzeptanz- und Commitmenttherapie, ein bereits erwähnter Ansatz, der sich mit hilfreichen Einstellungen gegenüber Gedanken und Gefühlen befasst und Unterstützung darin geben möchte, nach eigenen Werten und Zielen leben zu können, gibt es eine anschauliche Geschichte von Joe, dem Partygast:

Stellen Sie sich vor, Sie feiern ein Fest, auf dem Sie viele Gäste geladen haben. Sie unterhalten sich mit einigen und haben viel Spaß. Auf einmal öffnet sich die Tür und eine etwas schmuddelig gekleidete Person, Joe, tritt herein. Joe war nicht eingeladen und stellt sogleich seine schlechten Manieren unter Beweis, indem er sich schamlos mit beiden Händen am Büffet bedient. Auf Ihre Bitte, das Haus zu verlassen, reagiert er nur mit einem spöttischen Grinsen. Was können Sie tun? Natürlich können Sie alles in Bewegung setzen und versuchen, mit vereinten Kräften Joe vor die Tür zu setzen. Allerdings ist Joe hartnäckig – vermutlich wird er heftig gegen die Fensterscheibe klopfen oder sogar versuchen, die Tür einzutreten. Wenn Sie gerade Hoffnung schöpfen, ihn losgeworden zu sein, wird er sich heimlich über die Terrasse ins Wohnzimmer zurückschleichen und auf dem Sofa räkeln. An sorglose Unterhaltungen mit Ihren Gästen ist nicht mehr zu denken, da Sie damit beschäftigt sind, sich gegen Joe zu verbarrikadieren. Was also tun? Die hilfreichste und praktikabelste Lösung wäre sicherlich, nicht gegen Joe anzukämpfen, sondern mit ihm weiter zu feiern. Natürlich wäre so eine Party ohne Joe angenehmer, aber die Chancen stehen gut, dass Sie dennoch deutlich mehr Freude an Ihrem Fest haben werden, als wenn Sie alle Energien mobilisieren, um Joe aus dem Haus zu verbannen.

Ähnlich wie das Beispiel mit der Fahrt im Regen zeigt die Geschichte von Joe also, dass es sich oft nicht lohnt, ein schwieriges Gefühl wie Traurigkeit, Wut oder Angst mit aller Kraft zu bekämpfen. Wir verwenden sonst zumeist viel Energie auf ein aussichtsloses Unterfangen und reagieren mit weiteren unangenehmen Gefühlen auf das Gefühl, sogenannten »Sekundäremotionen«. Diese können manchmal noch belastender sein als das ursprüngliche Gefühl, wie etwa die Selbstverachtung im Falle von Verena. Stattdessen können wir uns gratulieren, dass wir wahrnehmen, wie es uns im Hier und Jetzt geht, und gemeinsam mit dem unerwünschten Gefühl den Weg fortsetzen.

Vielleicht mögen Sie nun einwenden, dass dieser Schritt oftmals enorm schwierig ist. Verurteilen Sie sich nicht, wenn Sie zeitweise von der Verzweiflung, der Hoffnungslosigkeit, der Einsamkeit oder anderen Emotionen übermannt werden. Jedes Gefühl, und sei es auch noch so unangenehm, ist ein Ausdruck Ihrer Lebendigkeit.

Gleichzeitig gibt es noch eine weitere Möglichkeit, sich selbst zu unterstützen.

Selbstmitgefühl

Tatsächlich ist es häufig hilfreich, noch etwas mehr zur Hand zu haben als die offene, annehmende Haltung gegenüber dem Gefühl. Paul z. B. fühlte sich nach einem Streit mit seiner Ehefrau so verärgert, verletzt und beschämt, dass er am liebsten alles kurz und klein geschlagen und sich anschließend in einer Ecke verkrochen hätte. Seine Frau hatte eine etwas abfällige Bemerkung über seine anhaltende Erwerbsunfähigkeit gemacht, und der Streit hatte sich durch wechselseitige Anschuldigungen so hochgeschaukelt, dass die Ehepartnerin irgendwann den Autoschlüssel vom Haken gerissen hatte und energisch mit dem Auto da-

vongefahren war. Paul versuchte zunächst, seine Gefühle zu benennen, um wieder etwas klarer sehen zu können. »Okay, ich bin absolut wütend, dass sie mich so abwertet. Ich fühle mich verletzt und ich schäme mich für meine fiesen Bemerkungen ihr gegenüber.« Dann half es ihm etwas, sich aufs Sofa zu setzen und den »Kurzbesuch beim Atem« zu machen (s. Kapitel 4). Daraufhin beschloss er, sich in freundlicher Art und Weise seinem Erleben zuzuwenden. »Verdammt, die Situation ist alles andere als leicht«, dachte er und versuchte in seinen Körper hinein zu spüren. Im Brustbereich nahm er einen dumpfen, unförmigen Kloß wahr, der an den Außenrändern in ein unangenehmes Kribbeln überzugehen schien. Er vergegenwärtigte sich seinen großen Bruder, der ihm in der Kindheit oft Mut und Geborgenheit geschenkt hatte. Mit dieser Einstellung atmete er zu seinem Klumpen im Brustraum und versuchte, sich Wärme und Unterstützung zu schenken. Mit der Zeit veränderte der Klumpen seine Beschaffenheit, und auch wenn er nicht verschwand, empfand es Paul so, als entstehe Raum um ihn herum. Da er sich auch leichter anfühlte, konnte Paul seine Anwesenheit besser ertragen und nun etwas befreiter überlegen, welcher Schritt ihm als Nächstes guttun würde. Als er die Kaffeemaschine anschaltete, war seine Wut zwar nicht verflogen, aber er hatte den Eindruck, als hätte er wieder etwas Boden unter den Füßen gewonnen.

Im Folgenden finden Sie eine Übung, mit der Sie es sich erleichtern können, in schwierigen Situationen mitfühlend mit sich selbst zu sein. Vielleicht mag es Ihnen zunächst merkwürdig erscheinen, sich selbst Trost und Verständnis zu schenken. Denken Sie daran, dass Sie selbst der Mensch sind, auf den Sie am allermeisten Einfluss in Ihrem Leben haben. Daher ist es so wichtig, wie Sie mit sich umgehen.

Thich Nhat Hanh verwendet häufig das Bild einer liebenden Mutter, die ihr Kind umarmt, um einen fürsorglichen Umgang mit uns selbst, gerade in schwierigen Zeiten, zu veranschaulichen. So wie eine Mutter sich um ihr verletztes Kind kümmert, können wir unsere Wut, unsere Angst, unsere Traurigkeit bildlich gesprochen in den Arm nehmen und mit unserer Liebe verwandeln. Nicht alle von uns haben das innere Bild einer liebenden Mutter verfügbar – genauso kann es jedoch ein anderes Familienmitglied sein, wie in Pauls Fall, oder ein guter Freund, durch dessen Vergegenwärtigung wir das Gefühl der liebevollen Zuwendung in uns aktivieren können.

Wenn Sie die folgende Übung ausprobieren möchten, beginnen Sie nach Möglichkeit nicht gleich mit der schwierigsten Situation, die Sie sich vorstellen können. Sie können sich mit der Übung z. B. zunächst gut in einem Augenblick vertraut machen, in dem Sie ein mäßig schwieriges Gefühl erfahren haben, und in einer anderen als der gewohnten Weise damit umgehen möchten.

Übung zum Selbstmitgefühl

Geben Sie sich zunächst etwas Zeit, um Ihre Aufmerksamkeit ganz in den Augenblick und zu Ihrem Körper zu bringen. Spüren Sie die Kontaktpunkte des Körpers mit dem Boden, evtl. auch dem Stuhl und werden Sie sich Ihrer Aufrichtung nach oben bewusst. Wenn Sie möchten, können Sie anschließend Ihren Atem ein paar Atemzüge lang mit Ihrer Aufmerksamkeit begleiten. Bringen Sie dann Ihr Gewahrsein zu dem schwierigen Gefühl, das Sie gerade beschäftigt. Vielleicht möchten Sie es innerlich als Ausdruck des gegenwärtigen Moments betrachten und sich selbst gegenüber anerkennen, dass es sich nicht einfach anfühlt. Anschließend spüren Sie nach, ob sich das Gefühl auch irgendwo im Körper meldet. Gibt es eine Resonanz im Bauchraum? Fühlen Sie eine Entsprechung im Brustbereich, z. B. eine Enge o.ä.? Oder sitzt das Gefühl eher in der Schulter- oder Halsregion? Vielleicht möchten Sie zur Unterstützung die Hände auf den Bereich legen, wo Sie das Gefühl am deutlichsten spüren können. Oder es hilft Ihnen, an eine Person zu denken, die Sie mit dem Gefühl liebevoller Zuwendung verbinden.

Beginnen Sie dann in die Körperstelle hinein zu atmen, wo Sie das Gefühl am besten wahrnehmen können. Erlauben Sie den Muskeln, weich zu werden und loszulassen, ohne den An-

spruch zu haben, dass sie entspannen müssen. Stellen Sie sich vor, dass Sie diesem Körperbereich mit jedem Einatmen Wärme und Liebe schenken. Wenn Sie möchten, können Sie sich auch mit jedem Atemzug ein Wort oder einen Satz sagen, der die fürsorgliche Haltung unterstützt, z. B. »Wärme, Geborgenheit«, oder »Ich bin da« oder »Es ist in Ordnung, dass du da bist, Gefühl«. Probieren Sie aus, welche Worte für Sie persönlich am stimmigsten und hilfreichsten sind.

Bleiben Sie eine Weile mit dem Atem bei der Empfindung und dehnen Sie abschließend das Gewahrsein noch für ein paar Atemzüge auf den Körper als Ganzes aus, ehe Sie mit der Aufmerksamkeit wieder in den Raum zurückkehren.

Marlias Geschichte

Marlia hatte in einem Seminar von dem Ansatz erfahren, mitfühlend und freundlich mit sich umzugehen. Sobald sie ihn in Alltagssituationen anwenden wollte, tauchte jedoch eine kritische Stimme in ihr auf, die sie wegen ihrer Bemühungen verachtete und ihr erst recht Vorwürfe machte. Manchmal hatte sie sogar den Eindruck, dass der Versuch, freundlich mit sich umzugehen, besonders selbstabwertende innere Kommentare und unangenehme Gefühle heraufbeschwor. Wenn sie ihren Schamgefühlen in einer schwierigen Situation mit Freundlichkeit begegnen wollte, behauptete z. B. ihre innere Stimme, dass sie schon viel zu viel Mist im Leben gebaut hätte, um nachsichtig mit sich sein zu können. Irgendwann erkannte sie, dass die innere Nörglerin ein hilfloser Versuch war, Kontrolle über unangenehme Situationen zu gewinnen und sie zu Disziplin und Leistung anzustacheln. Die kritische Stimme meinte es gar nicht böse – sie war nur ungeschickt und setzte Marlia mit ihrer drohenden Art unnötig unter Druck. Diese Erkenntnis half ihr, die innere Nörglerin weder zu verbannen noch weiter zu fördern. Sie nahm ihre Einwände zur Kenntnis und kümmerte sich anschließend wieder darum, eine freundliche, offene Haltung gegenüber ihren Erfahrungen einzunehmen.

Wie Marlia machen Menschen oft die Erfahrung, dass zunächst negative Gedanken und Gefühle umso deutlicher auftauchen, wenn sie sich selbst mit Freundlichkeit und Selbstmitgefühl begegnen. Das von dem Psychotherapeuten und Forscher für Selbstmitgefühl Chris Germer auch als »Backdraft« bezeichnete Phänomen hängt oft damit zusammen, dass erstmals unverarbeitete Gefühle von Traurigkeit, Wut oder Schmerz an die Oberfläche gelangen. Aber auch das Sichtbarmachen kann heilsam sein. Manchmal ist es hilfreich, die schwierigen Gefühle genauer anzusehen, unter Umständen auch mit therapeutischer Hilfe. Wichtig für die Übung ist jedoch in erster Linie die gute Absicht, sich selbst eine freundliche Haltung zu schenken, das Signal: Ich möchte für mich da sein, ich bin auf meiner Seite.

Leos Geschichte

Leo gefiel der Gedanke der freundlichen Selbstzuwendung, wenn er sich einmal wieder von Traurigkeit überrollt fühlte. Ihm fiel recht bald seine Deutschlehrerin ein, die immer ein offenes Ohr für seine Probleme gehabt hatte, und er konnte sich bereits etwas offener begegnen, wenn er sich an ihre Art erinnerte. Gleichzeitig gelang es ihm nicht, die Traurigkeit in seinem Körper zu spüren. Weder im Brust- noch im Bauch- oder Kopfbereich – für ihn gab es keine körperliche Seite seines Erlebens. Das war aber nicht weiter schlimm. Manchmal ist es ungewohnt, auf körperliche Empfindungen zu achten, und gelegentlich spürt man dabei nicht viel oder gar nichts. Leo entschied sich dafür, in den Momenten, in denen er sich Zuwendung geben wollte, bewusst das Gefühl wahrzunehmen und dabei die Hände auf den Bauch zu legen, um die Bewegungen des Atems zu spüren, wie es auch bereits in Kapitel 6 beschrieben ist.

Werkzeuge im Umgang mit Gefühlen?

In unterschiedlichen Situationen können ganz verschiedene Wege hilfreich sein, um schwierigen Gefühlen mit Achtsamkeit zu begegnen. Die folgende Zusammenstellung möchte eine Übersicht zu verschiedenen Möglichkeiten im Umgang mit Gefühlen geben. Einige Übungen davon wurden bereits in den vorangegangenen Kapiteln vorgestellt:

1. Das Gefühl **benennen**: Nennen Sie innerlich das Gefühl beim Namen (z. B.: »Da ist Einsamkeit«) und machen Sie es damit bewusst zum Gegenüber: Sie sind nicht das Gefühl, Sie haben es nur.
2. Kurzbesuch beim **Atem** (s. Kapitel 4)
3. **Flirt mit dem Boden** (s. Kapitel 6)
4. **Fünf-Sinne-Achtsamkeit**: Richten Sie bewusst die Aufmerksamkeit nach außen. Achten Sie darauf, was *noch* wahrnehmbar ist, während Sie das schwierige Gefühl spüren. Was können Sie sehen, riechen, hören, fühlen, schmecken? Wenn Sie sehr aufgebracht sind, können Sie sich auch mit einer konkreten Aufgabe wieder neu ausrichten: Zählen Sie innerlich drei Eindrücke von jeder Sinnesmodalität auf, die Sie wahrnehmen können.
5. Ein **Bild für Ihre Haltung zu dem Gefühl** finden: Stellen Sie sich das Gefühl wie ein Gewitter am Himmel vor oder wie ein tosender Wasserfall, hinter dem Sie stehen. Vielleicht fällt Ihnen auch ein anderes Bild ein, das Ihre Position als Beobachter stärkt und Ihnen hilft, sich innerlich nicht mit dem Gefühl zu verstricken.
6. In die **Rolle des Forschers** schlüpfen: Nähern Sie sich dem schwierigen Gefühl mit Neugier. Stellen Sie sich vor, Sie sind ein Forscher, der die Emotion interessiert unter die Lupe nimmt. Wenn das Gefühl eine Farbe und Form hätte, wie sähe es aus? Fühlt es sich eher schwammig und vage an oder scharf konturiert? Verändert es sich oder bleibt es gleich? Gibt es ein Symbol, das Ihnen dafür einfällt?
7. Sich **Selbstmitgefühl** schenken (s. Übung in diesem Kapitel)

8. Die **nächste Alltagshandlung achtsam** angehen: Tun Sie das, was Sie auch ohne das Gefühl tun würden, und unterstützen Sie sich, indem Sie es auf eine achtsame Weise tun. Hören Sie z. B. bewusst auf das klackende Geräusch beim Schließen der Haustür, spüren Sie den Boden unter den Füßen und riechen Sie die rauchige Luft, während Sie auf dem Weg zur Garage sind.
9. »**Blumen pflanzen**«: Nehmen Sie das Gefühl wahr und hören Sie gleichzeitig in sich hinein, was Ihnen nun trotz und mit dem Gefühl guttun könnte. Vielleicht möchten Sie eine gute Freundin anrufen, um Kraft zu tanken, eine Tasse Tee kochen, um zur Ruhe zu kommen, oder den Boden schrubben, um angestaute Energie loszuwerden.

Manchmal genügt es vielleicht schon, einen der Aspekte anzuwenden, um wieder zur eigenen Mitte zu finden. Manchmal möchten Sie vielleicht auch mehrere der Ansatzmöglichkeiten nutzen. Sarah beispielsweise fühlte sich nach dem Aufwachen häufig von einer massiven Hoffnungslosigkeit überrollt. Sie wusste, dass sie dieses Erleben zu anderen Tageszeitpunkten als »typisches Aufwachgefühl« charakterisieren konnte. Also versuchte sie, sich zu sagen: »Ok, es fühlt sich alles sehr aussichtslos an, aber es könnte sein, dass das nur meine tägliche Aufwachverzweiflung ist.« Nachdem sie ihrem Erleben in dieser Form einen Namen gegeben hatte, konzentrierte sie sich ein paar Atemzüge lang auf ihren Atem. Dann versuchte sie, den nächsten Schritt in Angriff zu nehmen, auch wenn es ihr schwerfiel. Sie setzte sich auf und spürte den flauschigen Teppich unter den Füßen. Anschließend ging sie zum Bad und achtete bei der Morgentoilette auf ihre Bewegungen und die sich ändernden Empfindungen in ihrem Körper. Während sie den Geruch des Duschgels wahrnahm und das lauwarme Wasser auf der Haut spürte, hatte sie das Gefühl, schon ein wenig im Tag angekommen zu sein.

KAPITEL 9

Das Licht im Innern

»Ich bin nicht die einzige, die müde oder krank oder traurig oder ängstlich ist, sondern ich teile das Los von Millionen Menschen aus anderen Jahrhunderten. All das ist ein Teil des Lebens, und trotzdem ist das Leben schön und sinnvoll noch in seiner Sinnlosigkeit, wenn man nur allen Dingen einen Platz im Leben einräumt und das ganze Leben als Einheit in sich aufnimmt.«

(Etty Hillesum)

Einlassen auf das ewige Abenteuer

In den vorangegangenen Kapiteln haben wir uns dem Phänomen der Achtsamkeit auf viele verschiedene Arten genähert: Wir haben die Kostbarkeit des gegenwärtigen Augenblicks beleuchtet, uns dem Körper und den äußeren Sinneserfahrungen als Übungsfeldern für Achtsamkeit gewidmet und haben uns schließlich mit der Frage beschäftigt, in welcher Form Achtsamkeit zu einer hilfreichen Haltung gegenüber Gedanken und Gefühlen einlädt. Dabei wurde vielleicht deutlich, wie sehr durch die Kraft einer achtsamen Ausrichtung immer wieder das Wirkliche, Eigentliche in den Dingen enthüllt wird.

Das Licht der Achtsamkeit erhellt alles Schöne und strahlt gleichzeitig alles Ungemütliche, Beängstigende, Verstörende an. Manchmal entpuppen sich die Dinge bei achtsamer Betrachtung als harmloser. So, wie wir ein Monster in der Rumpelkammer durch Anschalten der Lampe als Kleiderständer entlarven können, entdecken wir vielleicht, dass unsere Situation gar nicht so unaushaltbar ist, wie sie scheint. Vielleicht erkennen wir sogar, dass die Schwierigkeiten gewissermaßen «hausgemacht« sind: Wir waren einer negativen Vorstellung erlegen, die uns die Depression vorgegaukelt hat. Die nette Kollegin ist vielleicht nicht deshalb einsilbig, weil ich ein unangenehmer Kerl bin, sondern weil ich sie gar nicht ansehe, wenn wir gemeinsam in einem Raum sind. Ich bin nicht abstoßend – ich sehe nur müde aus, da ich so wenig Schlaf finde. Mein Leben ist keine Reihe von Fehlschlägen, aber ich habe nicht immer Glück gehabt.

Manchmal bleiben die Dinge hingegen schlicht schmerzhaft und herausfordernd, ohne dass wir einen Sinn darin sehen können. Wir hätten diese Erfahrungen lieber nicht, und wir möchten erst recht keine beschönigende Bewertung hören, die sie in einem weicheren Licht erscheinen ließe. In diesen Momenten können wir uns manchmal nur unterstützen, indem wir die Dinge mit Offenheit ansehen und die beste Art des Umgangs mit ihnen herausfinden. Was uns bleibt, ist dann vielleicht lediglich eine Kraft, die wir daraus beziehen, dass wir der Wahrheit ins Auge sehen. Diese »leidenschaftliche Liebe zur Wirklichkeit« (Dorothee Sölle) kann größer sein als Angst oder Verzweiflung.

Manchmal allerdings verstecken sich auch ungeahnte Reichtümer in schwierigen Momenten, und wir sind rückblickend dankbar für die Erfahrung, die sie uns ermöglicht haben.

Vor einigen Jahren war ich am Ende des dritten Schwangerschaftsmonats, als aus ungeklärter Ursache im Ultraschall plötzlich keine Herztöne des Kindes mehr feststellbar waren. Ich kann mich noch gut daran erinnern, dass ich in diesem Moment betroffen, aber nicht sehr traurig war. Sofort begannen die Planungen für die Ausschabung – eine Prozedur, die ich schon wegen ihres Namens hasste. Um alles mitzubekommen, wollte ich gegen den Rat des Arztes die Entfernung des Kindes nicht unter Vollnarkose, sondern nur mit örtlicher Betäubung durchführen lassen. Während der Ausschabung plauderte der Arzt angeregt mit den Schwestern und versicherte mir, dass alles ja nicht sehr schlimm sei: Ich hätte ja bereits gesunde Kinder. Ich wollte nicht übermäßig selbstmitleidig sein – gewissermaßen hatte er ja recht – und versuchte mich von der pragmatischen Geschäftigkeit anstecken zu lassen, die alle Beteiligten durch die Situation zu tragen schien. Anschließend musste ich erwartungsgemäß noch etwa vier Stunden mit der Heimfahrt warten, weil ich meinen Körper durch die Narkose vom Bauch abwärts nicht spüren und bewegen konnte. Also vertiefte ich mich zunächst in ein Buch; wenn ich eine Pause vom Lesen brauchte, lauschte ich der elektrischen Übertragung meines Pulsschlags und überlegte, wie ich den Rest des Tages gestalten wollte. Nach etwa einer Stunde bekam ich eine sehr nette, aufgeschlossene Zimmernachbarin. Wir tauschten uns kurz aus und ich erzählte weshalb ich hier war. Was dann geschah, weiß ich noch: Sie sah mich ruhig an und sagte: »Oh, das ist traurig.« Auch wenn die Reaktion nicht ungewöhnlich war, hatte ich ein Gefühl, als sei ein Schalter in mir umgelegt worden. In dem Augenblick, in dem die Zimmernachbarin die Traurigkeit ansprach, *spürte* ich sie auch. Ich hörte auf zu lesen und nahm zum ersten Mal wahr, was sich tatsächlich in meinem Inneren abspielte. In den nächsten Stunden trauerte ich um das ungeborene Kind. Ich stellte mir vor, wie es wohl ausgesehen haben mochte, nahm Abschied von der Vision unserer gemeinsamen Zukunft und spürte die Leere in mir. Mir wurde die Zerbrechlichkeit des Lebens, um die ich ja theoretisch wusste, so eindrücklich deutlich, dass ich für einen Moment das Gefühl hatte, innerlich zu zerfließen. Gleichzeitig empfand ich zunehmend Dankbarkeit für die Kinder, die ich habe; es war, als hätte die Traurigkeit die Tore geöffnet, um all das Schöne, was ich erleben durfte, wahrzunehmen. Neben der Traurigkeit stieg ein Gefühl von Rührung und Liebe auf, das selbst die Zimmernachbarin einschloss, obwohl wir nur wenige Worte gewechselt hatten.

Viele Menschen kennen diese Erfahrung: Wenn wir uns den dunklen Seiten, dem Traurigen und Schwierigen öffnen, leuchtet darin auch der Reichtum des Lebens auf. Es ist so, als könnten wir uns dem Leben in seiner Ganzheit öffnen, während wir uns vorher vielleicht verschlossen vor Angst oder eng und angestrengt gefühlt haben, weil wir bestimmte Gefühle vermeiden wollten.

Auf der Welt gibt es viele Geschichten vom Leiden – kleine Episoden wie diese und große Dramen. Das Leben ist voller schmerzlicher Wahrheiten und dunkler Momente. Aber es ist auch voller Licht, das sich oftmals gerade in diesen dunkelsten Kapiteln verbirgt.

Selbst die Raupe entfaltet sich nicht einfach nach seligem Schlaf in verpupptem Stadium zu einem prächtigen Schmetterling, sondern unterliegt einem radikalen Zersetzungsprozess, der fast den ganzen Raupenkörper auflöst. Erst nachdem sie zu Staub zerpflückt wurde, wächst sie zu einem Falter heran, der sich in die Luft erheben kann. Ob wir an etwas Göttliches glauben, das unseren Weg durchs Leben begleitet, oder ob wir nur den Prozess des Lebens im Auge haben: die häufig geäußerte Ansicht von Krisen als Chancen zu Wachstum und Weiterentwicklung wird von vielen Menschen bejaht, die Schwieriges erfahren haben.

Im christlichen Denken ist Gott den Menschen im Leiden nahe, indem er seinen Sohn selbst in die denkbarste Dunkelheit entsendet. Die Anwesenheit und Liebe von Jesus zu den Menschen durch alle Finsternis hindurch kann zuversichtlich machen, dass kein Leiden zu groß, keine Situation zu schwierig wäre, als dass sie nicht auch in der Liebe Gottes gehalten wäre. Gleichzeitig geht es nicht darum, zu verklären – das Gefühl kann dem einer Vernichtung gleichkommen, einer Verlorenheit, in der zunächst nichts mehr Bestand hat. Wie etwa die Theologin Dorothee Sölle betont, liegt die Würde und Strahlkraft Jesu gerade in seiner eigenen Todesangst. Indem Jesus im Leben verwurzelt ist und Verzweiflung empfindet, in der Nacht von Gethsemane selbst Gottverlassenheit erfährt, können wir in seiner Geschichte Nähe, Verbundenheit und Trost spüren. Ein allzeit gleichmütiger Jesus, der gelassen seiner Bestimmung nachkommt und nicht von schwierigen Gefühlen bedrängt ist, würde uns mit der Überwindung des Todes kaum berühren; diese Haltung käme einer Abwendung von unserer allerersten Wirklichkeit gleich.

Im Buddhismus gibt es eine berühmte Geschichte, nach der Kisa Gotami, eine durch den Tod ihres Sohnes verzweifelte Frau, zum Buddha kommt, und ihn um eine Medizin bittet, um ihn wieder lebendig zu machen. Sie war einst eine lebensfrohe, zuversichtliche Mutter gewesen, die nun durch den Anblick ihres toten Babys fast in den Wahnsinn getrieben wird. Der Buddha überträgt ihr die Aufgabe, ihm ein Senfkorn zu bringen aus einem Haus, in dem noch nie jemand gestorben sei. Kisa Gotami begibt sich auf die Suche und erfährt, dass das Dorf letztlich mehr tote als lebendige Menschen beherbergt: In jedem Haus war schon jemand gestorben, ob Kind, Schwester, Bruder, Partner oder Eltern. Nachdem sie all die traurigen Geschichten gehört hatte, konnte sie den Tod ihres Kindes annehmen. Sie spürte, dass sie mit ihrem Leiden nicht alleine war und gewann Einsicht in die Vergänglichkeit aller Dinge.

Das Wissen um den Tod und die Wirklichkeit des Leidens mag zunächst nicht viel Beruhigendes an sich haben. Wenn wir uns bewusst machen, dass wir auch in schmerzhaften Phasen, in Krankheit, beim Verlust geliebter Menschen oder bei Gewalterfahrungen nicht alleine sind, brauchen wir jedoch kein zusätzliches Leid dadurch zu verursachen, dass wir darüber grübeln, warum es gerade uns getroffen hat. Ebenso brauchen wir keine Scham zu erleben und keine Schuldgefühle zu hegen, weil wir das Unglück als Zeichen für inneren Makel oder Fehlverhalten deuten.

In der Depression kann insbesondere der Eindruck von Unzulänglichkeit und Minderwertigkeit sehr überwältigend sein. Wie wir im letzten Kapitel gesehen haben, ist es jedoch oft der Verstand, der uns diese Dinge einflüstert. Schwächen und Fehler erscheinen möglicherweise erdrückend und nehmen uns scheinbar die Luft zum Atmen. Wenn wir achtsam sind, können wir die Dinge mit den Übungen aus den vorangegangenen Kapiteln vielleicht aus einer weiteren Perspektive betrachten und erkennen, dass die Depression unsere Unzulänglichkeiten größer gemacht hat, als sie wirklich sind. Wir können uns darauf besinnen, dass kein Mensch frei von Schwächen ist, und entdecken in vermeintlichen Defiziten vielleicht sogar eine Chance.

In diesem Zusammenhang brachte die Teilnehmerin einer Achtsamkeitsgruppe uns einmal ein altes Märchen mit, das von zwei Krügen handelte:

Eine alte Frau trug zwei Krüge, an einer Stange befestigt, jeden Tag zum Brunnen, um frisches Wasser zu holen. Da sie ganz am Rande eines Dorfes lebte, war der Weg lang und beschwerlich. Durch die jahrelange Verwendung hatte einer der Krüge einen Riss bekommen, sodass er jedes Mal nur die Hälfte des Wassers behalten konnte – die andere Hälfte ging unterwegs verloren. Der Krug schämte sich sehr dafür, dass er die alte Frau nicht so recht unterstützen konnte. Zu allem Überfluss musste er sich auch noch die Vorwürfe des anderen Kruges anhören, der keine Gelegenheit ausließ, über den rissigen Krug zu spotten. Nach vielen Jahren fasste der Krug mit dem Riss all seinen Mut zusammen und sagte zu seiner Besitzerin: »Es tut mir sehr leid, ich mache hier einen schlechten Job, auch wenn ich dir so gerne eine Hilfe wäre. Wirf mich nur weg und suche dir einen verlässlichen Krug, der das Wasser anständig halten kann.« Da schmunzelte die alte Frau und erwiderte: »Ach mein lieber und treuer Krug! Nie und nimmer werde ich dich gegen einen anderen Krug eintauschen. Ich kenne deinen Riss ganz genau. Möchtest du etwas sehen? Schau einmal her: Links meines Weges, dort wo ich dich immer getragen habe, sind wundervolle Blumen gewachsen. Die habe ich gesät und täglich mit dem Wasser gegossen, das aus deinem Riss geronnen ist. Dadurch habe ich jeden Tag frische Blumen auf dem Tisch, über die ich mich sehr freue.«

Aaron Beck, ein bekannter Psychologe, der die kognitive Verhaltenstherapie bei Depression entscheidend geprägt hat, spricht von der sogenannten »kognitiven Triade«. Demnach führen Depressionen erstens zu einem negativen Selbstbild: Betroffene finden sich häufig unzulänglich, benachteiligt oder fehlerbehaftet, auch wenn sie nicht weniger perfekt als andere Menschen sind. Zweitens sind Depressionen mit einem sehr negativen Bild von der Welt verbunden: Erfahrungen und Umweltbedingungen werden als schlecht und unheilvoll gedeutet – auch dann, wenn alles gar nicht so übel ist. Drittens verleiten Depressionen zu negativen Zukunftserwartungen: Sie führen zu der Annahme, dass die momentanen Schwierigkeiten und leidvollen Erfahrungen immer weitergehen werden.

Gerade die Vorstellung der Unabänderlichkeit allen Leidens ist ein fataler Schachzug der Depression: Schwierige Gefühle im Inneren erscheinen fast nicht auszuhalten, wenn man glaubt, dass sie sich nicht mehr bessern werden.

Alles geht vorbei

Wenn wir Achtsamkeit üben, begegnet uns immer wieder die Vergänglichkeit aller Erfahrungen: Wir sitzen in Stille, hören, wie sich ein Martinshorn nähert, an unserem Fenster vorbeirauscht und sich wieder entfernt. Wir wandern mit der Aufmerksamkeit durch den Körper, spüren ein Kribbeln in der rechten Hand und im nächsten Moment ist es wieder verschwunden. Wir nehmen wahr, dass wir uns um unsere kranke Katze sorgen, beobachten, wie die Gedanken eine Weile den Raum des Gewahrseins durchziehen und anschließend wieder in den Hintergrund treten. Achten wir auf unsere Gefühle und Stimmungen im Alltag, fällt uns auf, wie viele unterschiedliche Nuancen wir jeden Tag erleben. In Zeiten der Depression ist das Spektrum eingeschränkt. Dann liegt die Herausforderung darin, sich keinen Druck zu machen. Es kann hilfreich sein, sich die Niedergeschlagenheit zunächst einmal zuzugestehen. Dabei ist es vielleicht entlastend, auch die kleinen Schwankungen zu entdecken und auf Dinge zu achten, die erste Lichtblicke verschaffen.

Gerade in länger anhaltenden Phasen der Niedergeschlagenheit kann es jedoch hilfreich sein, sich immer wieder zu vergegenwärtigen, dass auch diese Erfahrung vorübergeht – selbst dann, wenn unser Gefühl uns etwas anderes sagen möchte und unsere Stimmung gerade nicht viele Schwankungen zulässt.

Wenn wir um die Vergänglichkeit aller Dinge wissen, gelingt es uns auch mehr, uns auf das Hier und Jetzt einzulassen. Nichts ist sicher außer das, was ich gegenwärtig erfahre. Das aber kann ich gestalten.

Mut zur Freude

Agnes war eine erfolgreiche Physikerin, doch sie fühlte sich seit ihrer Jugendzeit meistens gedrückter Stimmung. Sie arbeitete gerne und viel;

abends jedoch befiel sie regelmäßig eine große Erschöpfung und Leere, wenn sie nach Hause kam. Gelegentlich konnte sie es genießen, nach der Arbeit mit ihrem Mann eine Runde spazieren zu gehen und anschließend auf der Terrasse ein Glas Wein zu trinken. Ihre Genussfähigkeit folgte jedoch bestimmten Gesetzen: Sie musste mit der Leistung des vergangenen Tages zufrieden sein und durfte gleichzeitig keinen zu anstrengenden Folgetag erwarten. Andernfalls war der gemeinsame Tagesausklang auf der Terrasse durch Selbstunzufriedenheit oder leichte Erwartungsangst und Anspannung getrübt. Eines Tages nahm sie mehr durch Zufall an einem Ereignis ganz anderer Art teil: Ihr Schwager lud sie ins Fußballstadion ein, wo sie ein Bundesligaspiel im Fanblock mitverfolgte. Nachträglich konnte sie nicht mehr sagen, ob es die lockere Stimmung in der Stehkurve, die ansteckende Begeisterung der Fans oder einfach nur das ungewohnte Setting waren, die völlig unerwartet eine freudige Erregung in ihr auslösten. Sie fühlte sich lebendig wie schon lange nicht mehr und spürte eine sprudelnde Freude in sich aufsteigen, je länger sie das Spiel verfolgte und ihre Mannschaft anfeuerte. Zu Hause betrachtete sie ihren Gefühlssturm zunächst etwas skeptisch. Wie konnte so etwas passieren? Warum hatte sie derart überschwänglich auf solch ein belangloses Geschehen reagiert? War es nicht albern, durch etwas derart Oberflächliches so starke Emotionen zu zeigen? Mit der Zeit jedoch ließ sie ihre Bedenken fallen und begann, sich auf die Samstagnachmittage zu freuen, die sie künftig häufiger im Fußballstadion verbrachte.

Freude und Glück haben es nicht immer leicht mit uns Menschen, auch wenn sie beständig als erstrebenswerte Ziele in den Vordergrund gerückt werden. Wie wir in Kapitel 4 gesehen haben, hält uns manchmal Angst davor zurück, uns ihnen hinzugeben, weil wir fürchten, von hinten überrascht und eines Besseren belehrt zu werden. Oder wir haben den Anspruch, dass sämtliche Lebensumstände erst günstig sein müssen, damit wir uns das »Gutfühlen« »leisten« dürfen.

Doch Freude ist keineswegs ein Luxusgut, sondern etwas Alltägliches, das sich spontan entfalten kann, wenn wir uns mit anderen Menschen verbunden fühlen, etwas Angenehmes intensiv mit unseren Sinnen aufnehmen, in einer Tätigkeit ganz aufgehen oder etwas geschafft haben, das wir schon länger einmal hinter uns bringen wollten. Dabei kann uns ein Moment von Freude oder Glück auch dann überraschen, wenn wir ihn am wenigsten erwarten.

Das Herz befreien

»Ich bin nicht ich.
Ich bin jener,
der an meiner Seite geht, ohne dass ich ihn erblicke,
den ich oft besuche, und den ich oft vergesse.
Jener, der ruhig schweigt, wenn ich spreche,
der sanftmütig verzeiht, wenn ich hasse,
der umherschweift, wo ich nicht bin,
der aufrecht bleiben wird, wenn ich sterbe.«

(Juan Ramón Jiménez)

Wenn wir uns die Freude spendenden Dingen im Leben erschließen und uns anderen Menschen nahe fühlen, fühlen wir uns mit unserem Herzen verbunden. Unser Herz weiß um den Weg zu Liebe und Glück, wenn wir uns ihm zuwenden und es durch unsere Aufmerksamkeit bestärken. Eine jahrtausendealte Tradition zur Herzensschulung ist die Metta-Meditation. Metta ist eine der vier anfangs beschriebenen »unermesslichen« Qualitäten des Buddhismus und bedeutet so etwas wie Wohlwollen, liebevolle Zuwendung oder Herzenswärme. Die Metta-Übung dient dazu, das Herz für diese Qualität zu befreien, indem wir uns selbst oder anderen Lebewesen gegenüber durch das stille Wiederholen bestimmter Sätze den Wunsch nach Sicherheit, Glück und Unbeschwertheit zum Ausdruck bringen.

Metta-Meditation kann uns das Gefühl von Geborgenheit und Vertrauen schenken. Manchmal mögen wir dabei wirklich Liebe empfinden und die Übung wirkt wie ein warmes Sonnenbad. Insbesondere wenn wir Metta über mehrere Wochen regelmäßig durchführen, mag sich ein wohlwollender, liebevoller Blick auf uns selbst und andere einstellen. Manchmal mögen jedoch auch schwierige Gefühle wie Ärger, Enttäuschung, Traurigkeit oder Angst auftauchen. Das heißt nicht, dass etwas falsch läuft – Metta-Meditation kann heilen und reinigen, indem sie düstere Emotionen an die Oberfläche spült und hilft, sie zu bewältigen. Wichtig an der Metta-Meditation ist vor allem das Signal, das wir an uns selbst senden: Wir möchten uns liebevoll begegnen und bekräftigen mit dem Üben, dass wir auf unserer Seite stehen. Statt dem inneren Kritiker zuzuhören, wünschen wir uns diejenigen Dinge, die für alle Lebewesen von Bedeutung sind: Sicherheit, Geborgenheit, Zufriedenheit und Gesundheit.

Viele buddhistische Lehrer empfehlen, Metta-Meditation zunächst für sich selbst durchzuführen: Wenn wir uns selbst positive Selbstzuwendung schenken können, befreien wir auch unser Herz für liebevolle Verbundenheit mit anderen Menschen. Anschließend können wir Metta üben, indem wir die Sätze für gute Freunde aussprechen, mit etwas Übung auch für fremde, wenig vertraute Menschen und schließlich sogar für Menschen, mit denen wir in Konflikt stehen oder für die wir normalerweise wenig Sympathie empfinden.

Metta-Meditation

Nehmen Sie sich etwa eine Viertelstunde Zeit, in der Sie sich freundliche Zuwendung schenken möchten. Suchen Sie sich einen bequemen Platz, der eine aufrechte und gleichzeitig entspannte Haltung erlaubt. Schließen Sie die Augen und wenden Sie sich Ihrem Herzbereich zu. Vielleicht möchten Sie die Hände unterstützend auf die Herzregion legen oder sich Licht und Wärme vorstellen, die von Ihrem Herzen ausgehen. Atmen Sie sanft. Erinnern Sie sich daran, dass der Wunsch nach Glück und Freiheit von Leiden ein ureigener Wunsch ist, der uns mit allen Lebewesen verbindet. Wiederholen Sie dann in Stille und liebevoll die folgenden Sätze:

»Möge ich glücklich sein.
Möge ich sicher und geborgen leben.
Möge ich gesund sein.
Möge ich mit Leichtigkeit leben.«

Lassen Sie die Bedeutung der Sätze in sich hineinsinken und spüren Sie, so gut es Ihnen gerade möglich ist, was Sie aussagen. Nehmen Sie sich Zeit. Wenn Sie abschweifen oder den Eindruck haben, die Sätze nur mechanisch zu wiederholen, seien Sie geduldig mit sich, und kehren Sie wieder zu Ihrer ursprünglichen Absicht zurück. Nehmen Sie bewusst wahr, was die Sätze zum Ausdruck bringen möchten. Am Anfang hilft vielleicht die Vorstellung, dass Sie mit sich selbst wie mit einem guten Freund oder mit einem kleinen Kind sprechen, das unter Ihrer Liebe aufblüht. Wenn Sie möchten, können Sie die Sätze auch umgestalten, sodass Sie zu Ihrem eigenen Empfinden einer liebevollen Haltung am besten passen. Verweilen Sie anschließend noch einige Momente beim Atem und kehren Sie dann mit der Aufmerksamkeit in den Raum zurück.

Jack Kornfield, der lange Zeit als buddhistischer Mönch lebte und stark zur Verbreitung buddhistischer Psychologie im Westen beitrug, betont immer wieder, dass die Liebe dem wahren Wesen unseres Herzens entspricht und nur durch Angst oder Schmerz verschleiert wird. So möchte Metta uns helfen zu entdecken, was bereits immer unter der Oberfläche verborgen liegt.

Die bekannte buddhistische Meditationslehrerin Silvia Wetzel hat mehrfach darauf hingewiesen, dass Achtsamkeit in ihrer ursprünglichen Bedeutung auch die Fähigkeit meint, sich daran zu erinnern, was hilfreich und heilsam ist. Wenn wir uns mit einer freundlichen, offenen Haltung den Dingen zuwenden, entdecken wir zunehmend auch, mit welchen Einstellungen und Verhaltensweisen wir Freude und Erfüllung in uns nähren und fördern können. Manchmal kann es dabei nützlich sein, sich systematisch auf Entdeckungstour zu begeben.

KAPITEL 10

Die Expedition ins Leben wagen

»Jeder Grashalm hat einen Engel,
der sich über ihn beugt und ihm zuflüstert: Wachse, wachse!«

(Weisheit aus dem Talmud)

Theo hatte große Angst davor, dem Vergleich mit anderen nicht standhalten zu können, und fühlte sich deshalb unzureichend. Vieles von dem, was er sich für sein Leben vorgenommen hatte, war noch nicht erreicht; manches würde ihm wohl nie gelingen. So konnte er z. B. noch keine Ehefrau »vorweisen«, obwohl er schon Ende dreißig war. Nachdem er einige Semester Geographie studiert hatte, war in ihm die Überzeugung gewachsen, den falschen Studiengang gewählt zu haben. Das Jurastudium sagte ihm mehr zu, doch aufgrund starker Prüfungsängste wagte er es nie, auf den Abschluss zuzusteuern. Daher hielt er sich mit Gelegenheitsjobs über Wasser und suchte vergeblich eine bezahlbare Alternative für seine beengte Einzimmerwohnung. Jedes zweite Wochenende erhielt er Besuch von seinem achtjährigen Sohn, der bei der Mutter lebte. Aus Angst, ihn zu enttäuschen, fühlte er sich in seiner Gegenwart häufig angespannt. Gerne hätte er wieder eine Beziehung aufgebaut, schämte sich in Gesprächen mit Frauen jedoch dafür, bislang so wenig »auf die Beine gestellt zu haben«. Er fühlte sich wie früher bei Mathearbeiten in der Schule, wenn alle um ihn herum eifrig Lösungswege aufzuschreiben schienen, während er keinen Zugang zu den Aufgaben fand. Häufig fragte er sich, wozu er überhaupt auf der Welt war.

Vielen Menschen, die sich mit der Frage nach dem Sinn in ihrem Leben auseinandersetzen, geht es gelegentlich so wie Theo: Sie verspüren Traurigkeit, Bedauern, vielleicht Wut auf sich selbst oder

Resignation, da sie den Eindruck haben, zu wenig aus ihrem Leben »gemacht zu haben«. Ihr Dasein erscheint ihnen sinnlos, weil sie eigene oder fremde Rollenerwartungen nicht erfüllt haben oder weil sich die Dinge anders entwickelt haben, als sie es sich ehemals vorgestellt hatten. Früher oder später drängt sich ihnen dann die Frage auf, wozu sie all die Anstrengungen überhaupt auf sich nehmen. Wozu klingt allerdings ein wenig so, als seien wir auf dem Weg auf ein Ziel hin und als hätte sich unsere Mission erst erfüllt, wenn wir dort angekommen sind. Vielleicht wäre hilfreicher zu fragen: Bin ich da? Bin ich wirklich und vollkommen da?

Wenn wir ständig bewerten und vergleichen, machen wir aus dem Leben einen inneren Prüfungsmarathon, bei dem alles um Bestehen oder Versagen kreist. Wir müssen nicht erst eine Ziellinie passieren, um unsere Daseinsberechtigung zu haben. Aber manchmal setzen wir uns unter Druck, als müssten wir mit einem dreigängigen Citybike eine alpine Passstraße überwinden. Oder wir fahren immer schneller im Kreis, um überhaupt etwas zu tun. Unterwegs spüren wir, dass wir eigentlich nicht von der Stelle kommen, aber wir haben Angst davor, innezuhalten und eine Bestandsaufnahme zu machen.

Ganz gleich wie unsere Bilanz ausfällt – wir gewinnen nicht erst durch unsere Taten Daseinsberechtigung. In unserem Inneren liegt unser eigentliches Wesen, das unabhängig von Erfolg oder Misserfolg heil und ganz ist und schon immer war.

Als wir in dieses Leben geworfen wurden, gab es bekanntlich kein Buffet, an dem wir uns unsere genetische Ausstattung zusammenstellen konnten, und wir konnten unsere Eltern, Geschwister und ersten prägenden Begegnungen nicht aus einem bunten Strauß an Möglichkeiten wählen. Sie waren da und haben das Ich geformt, mit dem wir durchs Leben gehen – dasselbe gilt für Zeit und Ort, in die wir hineingeworfen wurden und die meisten der Bedingungen, die wir jetzt und heute vorfinden. Das heißt natürlich nicht, dass wir keine Verantwortung für unser Leben übernehmen sollten. Aber wir dürfen frisch in jeden Tag starten und neugierig darauf bleiben, was uns das Leben schenkt.

Achtsamkeit möchte uns hierbei keine Imprägnier-Schicht verschaffen, an der alle Selbstzweifel abprallen, sondern umgekehrt durchlässig machen. Durch vorurteilsfreies, offenes Hinsehen können wir auch Zugang zu unseren inneren Stärken finden und unsere wirklichen Werte erkennen.

Frieden mit der Vergangenheit

Auch wenn wir in der Vergangenheit Dinge getan haben, die wir heute bereuen, oder wichtige Dinge unterlassen haben, dürfen wir jeden Tag neu anfangen. Schließlich gab es keine Generalprobe für dieses Leben. Ein Freund von mir hat einmal treffend gesagt: Das Leben ist ein großes Konzert, in dem man auftritt, während man gerade erst Geige spielen lernt.

Um mutig in die Zukunft aufzubrechen und die Gegenwart voll auszukosten, kann dabei manchmal auch ein unverzerrter, offener Blick auf die Vergangenheit hilfreich sein.

Möglicherweise gibt es Dinge oder Situationen, für die Sie sich selbst ganz konkret vergeben möchten, um einen Abschluss zu erleichtern. Nicht selten besuchen mich Menschen in der Praxis, die sich gar nicht für berechtigt halten, das Leben zu genießen, da sie glauben, in wichtigen Lebensbereichen versagt zu haben. Sie fühlen sich so, als würden sie eine innere Gefängnisstrafe absitzen, da sie den Eindruck haben, ein unbeschwertes Dasein gar nicht verdient zu haben. Manche ziehen sich dann zunehmend zurück mit der Vorstellung, nicht teilhaben zu dürfen, sich und anderen etwas schuldig geblieben zu sein. In Wahrheit können wir jedoch dann der Welt am meisten schenken, wenn wir mit uns selbst versöhnt sind: Solange wir uns selbst Barmherzigkeit versagen, schneiden wir uns von unserer eigenen Lebendigkeit ab.

Manchmal mögen schon einfache Rituale helfen, um mit Vergangenem abzuschließen, z. B. indem wir kleine Zettel mit unseren »Vergehen« irgendwo in der Erde vergraben oder sie vor unseren Augen verbrennen. Manchmal helfen ausführlichere Gepräche, unter Umständen auch therapeutische Unterstützung, die damaligen Beweggründe zu verstehen und dadurch leichter mit der Vergangenheit Frieden zu schließen.

Aus Sicht der Achtsamkeit ist es nicht nur wesentlich, festgefügte Urteile oder Erwartungen loszulassen, sondern auch dasjenige, was uns in der Vergangenheit festhält.

Was ist mir wertvoll?

In ihrem Lied »That I would be good« zählt die kanadische Sängerin Alanis Morissette ganz unterschiedliche Widrigkeiten auf, die ihren Wert als Mensch jedoch nicht schmälern: »Dass ich gut wäre, selbst wenn ich nichts täte. Dass ich gut wäre, selbst wenn ich Ablehnung erführe. Dass ich gut wäre, selbst wenn ich krank würde und bliebe. Dass ich gut wäre, selbst wenn ich zehn Pfund zunähme (…)« Es ist gut, sich immer wieder bewusst zu machen, dass unser Wert als Mensch nicht abnimmt, wenn wir durch schwierige Zeiten gehen, Gefühle und Gedanken haben, die wir nicht möchten, oder äußere Anforderungen nicht bewältigen.

Gleichzeitig schweben wir deshalb natürlich nicht im luftleeren Raum: Wir brauchen unser persönliches Koordinatensystem, um Erfahrungen einordnen und unsere Energie kanalisieren zu können. Hier spielen Ziele und Werte eine wichtige Rolle.

Ziele werden oft mit Leuchttürmen verglichen, die uns helfen, nicht orientierungslos im Meer des Lebens umherzupaddeln: den Keller aufräumen, den Schulabschluss schaffen, ein Straßenfest organisieren oder schuldenfrei sein können kleine und große »Meilensteine« sein, auf die es sich zuzubewegen lohnt. Mindestens ebenso wichtig für unsere Lebensgestaltung wie solche Endpunkte sind zunächst jedoch unsere Werte, mit denen wir unsere Lebensgestaltung jeden Tag in die Hand nehmen können: Verbundenheit mit anderen Menschen erfahren, materielle Sicherheit herstellen, Gesundheit und Fitness trainieren, unabhängig und frei leben, Raum für spirituelle Erfahrungen geben, Einfluss auf das politische Geschehen nehmen, wahrhaftig und aufrichtig leben oder möglichst viele genussvolle Erfahrungen machen – all das sind Beispiele für ganz unterschiedliche Werte, die Menschen für sich persönlich definieren können.

Während Ziele eher wie Magneten wirken, die ihre Aufmerksamkeit auf sich lenken und Anziehungskraft auf uns ausüben, stellen Werte so etwas wie einen Motor dar, der uns antreibt, unser Leben aktiv zu gestalten. Sie machen es möglich, dass wir Dinge auch in Angriff nehmen, wenn sie kurzfristig unangenehm oder sogar schmerzhaft sind.

Werte im Lebenspanorama

Manchmal erschließt sich uns das, was uns wichtig ist, am besten, wenn wir nach Momenten Ausschau halten, in denen wir uns in Einklang fühlen mit dem, was wir tun. Diese Augenblicke können in Phasen der Depression manchmal dürftig gesät sein, aber wir erinnern uns vielleicht an Situationen, in denen wir dieses Gefühl erlebt haben.

Setzen oder legen Sie sich bequem hin und lassen Sie sich etwas Zeit, um ganz bei sich anzukommen. Vielleicht möchten Sie die Aufmerksamkeit ein paar Augenblicke lang auf den Atem richten. Machen Sie sich bewusst, wie Sie im gegenwärtigen Moment präsent sind: mitten auf dem Lebensweg – am heutigen Datum und an diesem Ort. Hinter Ihnen liegt ein ganzes Stück der Wanderstrecke durchs Leben. Stellen Sie sich vor, Sie können die einzelnen Stationen noch einmal im »Vorbeifliegen« erkunden. In der Fantasie können Sie Halt machen, wo immer Sie möchten. Welche wesentlichen Abschnitte gab es? Was war Ihnen wichtig, und warum? Wie sahen Ihre Wünsche, Sehnsüchte, Bedürfnisse aus? Gab es eine Phase oder ein Ereignis, das mit besonders wertvollen Erinnerungen verbunden war? Wenn ja, warum? Was war kostbar daran für Sie? Lassen Sie sich Zeit, bei den einzelnen Abschnitten zu verweilen und die Bilder auf sich wirken zu lassen. Wenn Sie den Eindruck haben, die Vergangenheit lange genug besucht zu haben, wenden Sie sich der Gegenwart zu. Was ist Ihnen aktuell – ausgehend von den bisherigen Erfahrungen auf Ihrer Lebensreise – wichtig und wertvoll? Welchen Dingen möchten Sie für die nächsten Stunden, Tage, Monate und Jahre Raum geben? Lassen Sie alle Bilder, Gedanken und Assoziationen bewusst zu, auch wenn Sie Ihnen spontan vielleicht wenig sinnvoll oder vernünftig erscheinen. Verabschieden Sie sich dann langsam von Ihrer Lebensrückschau und kehren Sie mit der Aufmerksamkeit allmählich in den Raum zurück. Vielleicht möchten Sie sich Notizen machen über das, was Ihnen aufgefallen ist. Möglicherweise haben sich die Werte auch weniger in Worten, sondern mehr in Symbolen oder Bildern gezeigt, die Sie ebenfalls schriftlich festhalten können.

Der weise Blick zurück

Ebenso wie wir wichtige Werte durch den Blick auf unsere Vergangenheit erkennen können, können wir auch Einsicht durch einen imaginierten Blick zurück aus der Zukunft gewinnen.

Dazu können Sie sich folgendes fragen:

- Wenn ich in fünf Jahren, in zehn Jahren oder am Ende meines Lebens mit einem freundlichen Blick auf meine jetzige Lebensphase blicken werde, auf welche Dinge werde ich stolz sein? Welche Dinge sollten meiner Meinung nach im Rückblick mehr, welche weniger Zeit und Beachtung bekommen?
- Was bedeutet das für mein Verhalten – jetzt und hier und heute? Wie kann ich noch am heutigen Tag damit anfangen, nach meinen Werten zu leben?

Wenn wir auf diese Art durch Rückblick auf unseren bisherigen Lebensweg oder Blick aus der Zukunft auf unsere jetzige Situation wichtige Einsichten gewonnen haben, können wir auf verschiedene Art und Weise damit umgehen.

Identifizieren Sie Ihre sieben wichtigsten Werte und tragen Sie sie in einem »Wertestern« ein. Es müssen natürlich nicht sieben sein – Sie können natürlich auch Ihren eigenen Stern mit beliebig vielen Zacken kreieren. Wenn Sie möchten, platzieren Sie ihn an geeigneter Stelle, z. B. im Portemonnaie oder am Badezimmerspiegel, um im Alltag immer wieder Ihre »Wertefavoriten« im Blick behalten zu können.

Mein Wertestern:

Carmen hatte in der Vergangenheit viele Entbehrungen auf sich nehmen müssen, da ihr Vater die Familie früh verlassen hatte und die Mutter aufgrund einer chronischen Erkrankung arbeitsunfähig war

und oft resigniert auf dem Sofa lag. Um ihre schwierige Situation so bald wie möglich hinter sich zu lassen, ging Carmen relativ früh Beziehungen zu Männern ein, die ihr nicht wirklich guttaten. Erst viel später konnte sie ihr Bedürfnis nach einer vertrauensvollen, von gegenseitigem Respekt getragenen Partnerschaft ernst nehmen. Inzwischen war sie selbst Mutter von zwei Kindern und hatte vor Kurzem einen neuen Mann kennengelernt, in dessen Anwesenheit sie sich wohl fühlte. Als Werte auf ihrem persönlichen Wertestern notierte sie: Materielle Sicherheit erhalten, für die eigene Gesundheit sorgen, Liebe in der Partnerschaft schenken, Geborgenheit in der Familie pflegen, Standhaftigkeit beweisen, sich politisch engagieren sowie sich selbst besser kennenlernen.

Noah hatte seit seiner Jugendzeit immer viel über moralisch falsches und richtiges Verhalten gegrübelt und sich häufig schuldig gefühlt. Erst in den letzten Jahren hatte er die Ansicht gewonnen, nicht über alles nachdenken zu müssen, sondern auch das Leben spontan genießen und gelegentlich Fehler machen zu dürfen. Als Werte auf seinem Wertestern vermerkte er: Persönliche Freiheit finden, im Hier und Jetzt leben, Ehrlichkeit kultivieren und sich mit angenehmen Dingen beschäftigen.

So unterschiedlich die persönlichen Erfahrungen und Lebensziele sein mögen, so vielseitig können individuelle Werte aussehen. Manchmal kann es hilfreich sein, dasjenige in Begriffe zu packen, was wir sonst nur diffus im Hintergrund wahrnehmen oder was uns erst dann auffällt, wenn wir es besonders vermissen.

Ebenso können Sie einen Spaziergang unternehmen und Symbole sammeln, die aus Ihrer Sicht gut Ihre wichtigsten Werte repräsentieren könnten. Beispielsweise könnte ein exotisch aussehendes Blatt das Experimentieren mit Neuem symbolisieren, ein weiches Stück Moos den Genuss sinnlicher Dinge oder ein kompakter Stein die Treue gegenüber eigenen Meinungen und Ansichten. Nehmen Sie die Dinge mit und bewahren Sie sie z. B. auf dem Schreibtisch auf, wo Sie Ihnen Kraft geben können, Ihre Werte im Auge zu behalten.

Vielleicht möchten Sie sich auch einen Bogen Tonpapier und alte Zeitschriften besorgen, um eine Collage zu fertigen, auf der Ihre wichtigsten Werte anhand von Fotos, Bildern oder auch Schlagworten dargestellt sind.

Hier und heute beginnen

Das Wunderbare an Werten ist, dass wir nicht erst günstige Umstände vorfinden müssen, um nach ihnen leben zu können. Unsere Werte offenbaren sich in unserer Körperhaltung, unseren Worten, unserer Art, mit uns selbst umzugehen, soziale Beziehungen zu gestalten und den Alltag zu strukturieren. Sie spiegeln sich in der Art wider, wie wir mit Ressourcen umgehen, auf Enttäuschungen reagieren, anderen Lebewesen auf diesem Planeten begegnen und unsere Zukunft planen. Dabei können sie sich in kleinen Handlungsschritten ebenso offenbaren wie in großen Entscheidungen. Was können wir hier und heute tun, um in Einklang mit unseren Werten zu leben?

Wenn es mir wichtig ist, in Verbundenheit mit anderen Menschen zu leben, kann ich mich z. B. wieder einmal bei der älteren Nachbarin melden und ihr bei Bedarf etwas vom Einkaufen mitbringen. Oder ich nehme die anderen Menschen in der Schlange auf dem Postamt genau wahr: Welchen Gesichtsausdruck haben sie? Was mag sie wohl bewegen? Was möchte ich ihnen innerlich wünschen? Wenn ich Wert darauf lege, zu mir selbst zu stehen, kann ich einen Leserbrief an die Zeitung verfassen, in dem ich eine unbequeme, aber meiner Ansicht nach treffende und wichtige Meinung äußere. Oder ich teste beim nächsten Telefonat mit einer Person, der ich mich normalerweise stark anpasse, was geschieht, wenn ich in mindestens zwei kleinen Punkten widerspreche, bei denen ich anders über eine Sache denke als sie. Möchte ich auf meine Gesundheit und Fitness achten, kann ich mir einen frisch gepressten Orangensaft machen und endlich mal wieder frühzeitig ins Bett gehen. Oder ich erkundige mich vielleicht nach den Trainingszeiten des örtlichen Badmintonvereins. Sind mir Beziehungen zu Freunden wichtig, kann ich mir überlegen, welchen Menschen ich gerne näher kennenlernen oder mal wieder treffen würde, und zum Handy greifen. Oder ich erstelle eine Liste von Unternehmungen für den nächsten Monat, bei denen zumindest grundsätzlich die Möglichkeit besteht, dass ich eine sympathische Person kennenlerne.

Derlei Vorsätze machen uns frei von festgefügten Vorstellungen und Geschichten, die uns unser Verstand erzählen möchte: »Ich bin eben ein Sonderling!«, »Sport passt nicht zu mir!«, »Ich habe eigentlich eh nichts zu sagen!« Das sind Beispiele für typische Grundüberzeugungen, die uns lähmen können, ohne dass wir merken, dass unser Freiraum und unser persönliches Entwicklungspotential viel größer sind, als wir annehmen.

Wenn wir uns um Achtsamkeit bemühen, gelingt es uns vielleicht immer wieder, die negativen Selbstbilder als Vor-Stellungen zu erkennen und wach auf das zu sehen, was sich uns wirklich zeigt.

Wir müssen nicht warten, bis die Bedingungen günstiger sind als heute – auch dann, wenn es um den äußeren Spielraum oder unsere Kraftreserven besser bestellt sein könnte. In jedem Augenblick ist das ganze Geheimnis des Lebens aufgehoben, jeder Augenblick ist immer wieder eine Einladung zu einem Neubeginn, auch wenn die Schritte zunächst klein erscheinen mögen.

Oder wie Whitman in seinem »Gesang von mir selbst« es ausdrückte:

»Nie gab es mehr Anfang als jetzt,
nie mehr Jugend oder Alter als jetzt,
und nie wird es mehr Vollkommenheit geben als jetzt,
oder mehr Himmel oder Hölle als jetzt.«

Anhang

Literaturverzeichnis

Alsleben, Heike: Ein Kurs in Achtsamkeit. Arkana-Verlag München, 2014.

Baraz, James, Alexander, Shoshana: Freude. Erfüllt und glücklich leben. Herder-Verlag Freiburg, 2013.

Beck, Aaron T.: Cognitive therapy and the emotional disorders. International Universities Press New York, 1976.

Bockting C.L., Hollon, S.D., Jarrett, R.B., Kuyken, W., Dobson, K.: A lifetime approach to major depressive disorder: The contributions of psychological interventions in preventing relapse and recurrence. Clinical Psychology Review 2015, 26.

Brakemeier, Eva Lotta, Buchholz, Angela: Die Mauer überwinden. Wege aus der chronischen Depression. Beltz-Verlag Weinheim, 2013.

Cardenal, Ernesto: Das Buch von der Liebe. Hammer-Verlag Wuppertal, 1971.

McCullough, James P., Schramm, Elisabeth, Penberthy, Kim: CBASP - Cognitive Behavioral Analysis System of Psychotherapy: Chronische Depressionen effektiv behandeln. Junfermann-Verlag Paderborn, 2015.

Davids, Carolin, Norman, K.: Poems of Early Buddhist Nuns. Pali Text Society, 1989.

Deutsche Gesellschaft für Psychiatrie, Psychotherapie und Nervenheilkunde (DGPPN) sowie 12 weitere: S3-Leitlinie/Nationale Versorgungsleitlinie Unipolare Depression. Börm Bruckmeier-Verlag Grünwald, 2013.

Germer, Christopher: Der achtsame Weg zur Selbstliebe. Arbor-Verlag Freiburg, 2010.

Gilbert, Paul: Mitgefühl. Arbor-Verlag Freiburg, 2010.

Gotink, R.A., Chu, P., Busschbach J.J., Benson, H., Fricchione, G.L., Hunink, M.G.: Standardised Mindfulness-Based Interventions in Healthcare: An Overview of Systematic Reviews and Meta-Analyses of RCTs. PLoS One, 16;10 (4), 2015.

Grossman, Paul: Mindfulness: Awareness informed by an embodied ethic. Mindfulness 6; 17-22, 2015.

Hauke, Gernot: Strategisch-behaviorale Therapie. Springer-Verlag Berlin, 2013.

Harris, Russ: Wer dem Glück hinterher rennt, läuft daran vorbei. Kösel-Verlag München, 2009.

Heidenreich, Thomas, Michalak, Johannes (Hrsg.): Achtsamkeit und Akzeptanz in der Psychotherapie: ein Handbuch (2. Auflage). Dgvt-Verlag Tübingen, 2006.

Kabat-Zinn, J.: Im Alltag Ruhe finden. Meditationen für ein gelassenes Leben (2. Aufl.). Fischer-Verlag Frankfurt a. M., 2007.

Kabat-Zinn, J.: Gesund durch Meditation. Das große Buch der Selbstheilung (3. Aufl.). Fischer-Verlag Frankfurt a. M., 2006.

Kälin, Michèle: Frei sein. Lagarto-Verlag Bäch, 2013.

Kornfield, Jack: Das weise Herz. Die universellen Prinzipien buddhistischer Psychologie. Arkana-Verlag München, 2008.

Lehrhaupt, Linda, Meibert, Petra: Stress bewältigen mit Achtsamkeit. Kösel-Verlag München, 2010.

Magid, Barry: Ending the persuit of happiness: A Zen guide. Wisdom Publications Boston, 2008.

Mannschatz, Marie: Buddhas Anleitung zum Glücklichsein. Das Übungsbuch. Gräfe und Unzer Verlag München, 2007.

Mannschatz, Marie: Lieben und Loslassen. Durch Meditation das Herz öffnen. Theseus-Verlag Zürich, 2010.

Meibert, Petra: Der Weg aus dem Grübelkarussell: Achtsamkeitstraining bei Depression, Ängsten und negativen Selbstgesprächen. Das MBCT-Buch. Kösel-Verlag München, 2014.

Metzner, Michael Stefan: Achtsamkeit und Humor. Das Immunsystem des Geistes. Schattauer-Verlag Stuttgart, 2013.

Neff, Kristin: Selbstmitgefühl. Kailash-Verlag Mönchengladbach, 2012.

Proust, Marcel: Auf der Suche nach der Verlorenen Zeit. Suhrkamp Verlag Berlin, 2005.

Roy, Denise: Momfulness. Wiley San Francisco, 2007.

Schramm, Elisabeth: Interpersonelle Psychotherapie (3. Auflage). Schattauer-Verlag Stuttgart, 2010.

Segal, Z., Williams, Mark, Teasdale, John: Die Achtsamkeitsbasierte Kognitive Therapie der Depression. dgvt-Verlag Tübingen, 2008.

De Shazer, Steve: Der Dreh: Überraschende Wendungen und Lösungen in der Kurzzeittherapie. Carl Auer-Verlag Heidelberg, 2012.

Sölle, Dorothee: Leiden. Herder-Verlag Freiburg, 1993.

Sölle, Dorothee: Die Wahrheit ist konkret. Walter-Verlag Olten, 1967.

Sonntag, Rainer: Akzeptanz- und Commitment-Therapie: Ein Beitrag zur dritten Welle der Verhaltenstherapie. Psychotherapie in Psychiatrie, Psychotherapeutischer Medizin und Klinischer Psychologie 10: 157-81, 2005.

Steinberg, W.: Depression: A study of Jung's ideas. Journal of Analytic Psychology 34: 339-352, 1989.

Tart, Charles T.: Die innere Kunst der Achtsamkeit. Arbor-Verlag Freiamt, 1996.

Thich Nhat Hanh: Ärger. Befreiung aus dem Teufelskreis destruktiver Emotionen. Goldmann-Verlag München, 2007.

Thich Nhat Hanh: Das Wunder der Achtsamkeit. Theseus-Verlag Zürich, 2010.

Tirch, Dennis: Selbstmitgefühl als Weg durch Angst und Panik. Arbor-Verlag Freiburg, 2014.

Tolstoi, Leo N.: Volkserzählungen. Otto Bauer-Verlag Stuttgart, 1958.

Van den Brink, Erik, Koster, Frits: Mitfühlend leben. Kösel-Verlag München, 2013.

Voderholzer, Ulrich, Hohagen, Fritz: Therapie psychischer Erkrankungen. Urban und Fischer-Verlag München, 2015 (10. Auflage).

Wengenroth, Matthias: Das Leben annehmen. So hilft die Akzeptanz- und Commitmenttherapie (ACT). Huber-Verlag Bern, 2008.

Wengenroth, Matthias: Therapie-Tools Akzeptanz- und Commitmenttherapie. Mit Online-Materialien. Beltz-Verlag Weinheim, 2012.

Wetzel, Sylvia: Achtsamkeit und Mitgefühl. Klett-Cotta-Verlag Stuttgart, 2014.

Whitman, Walt: Grashalme. Diogenes-Verlag Zürich, 1985.

Wilker, J., Sutherland, W.: Das Einmaleins der Achtsamkeit: Vom täglichen Umgang mit alltäglichen Gefühlen. Herder-Verlag Freiburg, 2011.

Williams, Mark, Teasdale, John, Segal, Zindel, Kabat-Zinn, Jon: Der achtsame Weg durch die Depression. Arbor-Verlag Freiburg, 2009.

Empfohlene CDs:

Kabat-Zinn, J. & Kesper-Grossman, U.: *Stressbewältigung durch die Praxis der Achtsamkeit (Audiobook).* Arbor Verlag Freiamt, 1999.

Kabat-Zinn, J. & Kesper-Grossman, U.: *Die heilende Kraft der Achtsamkeit (Audiobook).* Arbor-Verlag Freiamt, 2004.

Kabat-Zinn, J. & Born, H.: *Achtsamkeit und Meditation im täglichen Leben (Audiobook).* Arbor-Verlag Freiamt, 2007.

Kornfield, J.: *Meditation für Anfänger. CD mit 6 geführten Meditationen für Einsicht, innere Klarheit und Mitempfinden (7. Aufl.).* Goldmann-Verlag München, 2007.

Websites

Informationen zu MBSR, MBCT und Listen mit qualifizierten Lehrerinnen und Lehrern für diese Verfahren:

www.arbor-seminare.de

www.institut-fuer-achtsamkeit.de

www.mbsr-verband.de

www.achtsamkeitsinstitut-ruhr.de

www.ezfa.eu

Informationen zu Akzeptanz- und Commitmenttherapie:

DGKV, Deutschsprachige Gesellschaft für kontextuelle Verhaltenswissenschaften e.V.: http://dgkv.info/

Informationen über Depression:

Deutsches Bündnis gegen Depression e.V. : www.buendnis-depression.de

Stiftung Deutsche Depressionshilfe: www.deutsche-depressionshilfe.de oder www.depression-leitlinien.de